Top im Gesundheitsjob

Marion Jettenberger

Ekel – Professioneller Umgang mit Ekelgefühlen in Gesundheitsfachberufen

Mit 14 Abbildungen

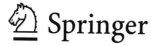 Springer

Marion Jettenberger
München, Deutschland

ISBN 978-3-662-54154-8   978-3-662-54155-5 (eBook)
DOI 10.1007/978-3-662-54155-5

Die Deutsche Nationalbibliothek verzeichnet diese Publikation in der Deutschen Nationalbibliografie; detaillierte bibliografische Daten sind im Internet über http://dnb.d-nb.de abrufbar.

Springer

Umschlaggestaltung: deblik Berlin
Fotonachweis Umschlag: © adobe stock\3D-Man.eu
Cartoons: Claudia Styrsky, München

Gedruckt auf säurefreiem und chlorfrei gebleichtem Papier

Springer ist Teil von Springer Nature
Die eingetragene Gesellschaft ist Springer-Verlag GmbH Deutschland
Die Anschrift der Gesellschaft ist: Heidelberger Platz 3, 14197 Berlin, Germany

Vorwort

Ekel ist bis heute leider noch eines der Tabuthemen in Gesundheitsberufen. Dabei scheint es keinen Unterschied zwischen dem Pflegeprofi im Gesundheitswesen oder einem pflegenden Angehörigen Zuhause zu geben. Logisch, denn sowohl der Pflegeprofi, als auch der pflegende Angehörige sind nur Menschen, Menschen mit Gefühlen und Menschen, die auch mal an ihre Grenzen kommen. Sie sind regelmäßig mit ekelauslösenden Situationen konfrontiert, da der Umgang mit den Themen Inkontinenz, übelriechende Wunden, Ausscheidungen und Erbrochenes zum Alltag für Pflegende dazu gehören. Auf solch ekelerregende Situationen nicht mit Ekel reagieren zu wollen, ist kaum bis gar nicht möglich, noch sinnvoll, vor allem aber eines: UNGESUND. Denn werden Gefühle dauerhaft unterdrückt, verleugnet und nicht ernst genommen, führt dies zu Stress, Frustration, Wut und Aggression, was wiederum den Pflegenden oder Arzt krank machen kann, oder sich ungut auf die Pflege- und Vertrauensbeziehung auswirkt, sogar bis hin zu Aggression und Gewalt gegen den Patienten führen kann.

Obwohl Ekel ein natürliches Gefühl ist, das man nur bedingt, wenn überhaupt steuern kann, ist es für Pflegeprofis zumeist ein Tabu. So höre ich häufig: »Wer sich da ekelt, der ist für den Beruf nicht geeignet!« oder »Daran gewöhnt man sich schnell!« Auch pflegende Angehörige verbieten sich das Eingeständnis, sich vor der eigenen Mutter oder dem eigenen Vater zu ekeln, mit der Begründung: »Das geht doch nicht! Schließlich haben die mir früher auch den Po abgeputzt und das vom Erbrochenen beschmutzte Bett frisch gemacht, da muss ich nun eben auch die Zähne zusammen beißen, das bin ich ihnen nun schuldig!«

Doch wer bestimmt das? Wer verbietet uns Ekelgefühle? Darf man sich nicht ekeln, wenn ein Zimmer über und über mit Kot beschmiert ist? Oder wenn ein Klient sich beim Transfer direkt über einem erbricht und man am liebsten nur noch flüchten möchte, weil es sich nass-warm-weich anfühlt und noch dazu stechend-übel riecht? Kann man sich an so etwas jemals gewöhnen? Sich den Ekel, der doch ganz natürlich ist, gar abgewöhnen? Das Ihnen vorliegende Buch soll aufklären und neben dem Aufruf, offener mit dem Thema Ekel und letztlich achtsam(er) mit sich und dem Gegenüber umzugehen, auch Lösungsstrategien sowohl für den Einzelnen, als auch für die Institutionen des Gesundheitswesens anbieten.

Marion Jettenberger
Im März 2017

Dankeswort

DANKE!

Danken möchte ich all meinen Kollegen, Bekannten, Studierende und Teilnehmer meiner Kurse, die mir im Rahmen meiner Recherche offen und ehrlich Antworten und Einblicke in so manche alltäglichen Ekel-Situationen gaben.

Ein Dank auch an Nicole Grünbeck, die mit mir als Freundin und Autoren-Kollegin die so relevanten, teilweise aber noch immer tabuisierten Themen in den Gesundheitsberufen von allen Seiten in den Blick nimmt.

Herzlichen Dank vor allem an meinen Partner Nikolai, der sich in zahlreichen Fallgesprächen noch spät abends und nach harten Kliniktagen zum Thema Ekel mit mir austauschte oder mir einfach nur zuhörte.

Über die Autorin

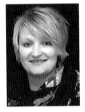

Marion Jettenberger
Jahrgang 1981, ist staatlich anerkannte Heilerziehungspflegerin, klinische Kunsttherapeutin (Diplom 2009/Wien), Heilpraktikerin (Psychotherapie), Palliativfachkraft (§ 39a) und mehrfache Autorin für namhafte Magazine, Fachbücher, Selbsterfahrungsberichte und Ratgeber.

Die Autorin arbeitet seit vielen Jahren heilpädagogisch-therapeutisch mit Menschen mit Behinderung, psychischer Erkrankung, Suchterkrankung, Demenz, HIV/Aids, mit onkologischen Patienten sowie schwerstkranken Sterbenden. Unter anderem war sie sieben Jahre in der stationären Altenhilfe in führender Position, wirkte im Bereich Qualitätsmanagement als interne Auditorin und Mitglied in einem Hospizbeirat. Seit 2010 ist Marion Jettenberger freiberufliche Dozentin und gibt ihr Fachwissen in Workshops, Seminaren, Lesungen und Fachtagungen weiter. Seit 2016 ist sie als Bildungsreferentin in der Aus-, Fort- und Weiterbildung tätig und unterrichtet u. a. Betreuungsassistenten, Fachkräfte für Gerontopsychiatrie, Palliative Care sowie Leitungskräfte in Gesundheitsberufen.

Inhaltsverzeichnis

Ekel – immer noch ein Tabuthema in Pflege- und Gesundheitsberufen

M. Jettenberger, *Ekel – Professioneller Umgang mit Ekelgefühlen in Gesundheitsfachberufen (Top im Gesundheitsjob)*,
DOI 10.1007/978-3-662-54155-5_1
© Springer-Verlag GmbH Deutschland 2017

Bevor wir in das Thema Ekel einsteigen, bitte ich Sie, nachfolgende Aussagen zu beantworten (◘ Tab. 1.1).

Dabei gibt es kein richtig oder falsch, Sie dürfen einfach aus dem Bauch heraus antworten. Reflektieren Sie lediglich Ihre eigene Einstellung und Bewertung zum Thema Ekel. Am Ende des Buches wird Ihnen der Bogen erneut begegnen, vielleicht hat sich dann nach Lesen und Durcharbeiten des Buches etwas verändert.

Sie können sich die »richtigen Lösungen« am Ende des Buches ansehen oder erst einmal weiterlesen, um am Ende des Buches noch einmal zu prüfen, ob sich in Ihren Überlegungen, Empfindungen und Ihrer Haltung nach den vielen neuen Aspekten und Übungen etwas verändert hat. Steigen wir jetzt zuallererst mit Ihren eigenen Assoziationen zum Thema Ekel ein.

◘ Tab. 1.1 Aussagen zum Thema Ekel

Aussagen	stimmt	stimmt nicht
Eine Fachkraft in Pflege- und Gesundheitsberufen[1] darf in der Arbeit keine Ekelgefühle zeigen.		
Wer sich in einem Gesundheitsberuf ekelt, hat den falschen Beruf gewählt.		
Ein Arzt darf sich vor nichts ekeln.		
Über Ekel spricht man nicht, man ist ja schließlich Profi.		
Ekel kann man sich abgewöhnen.		
Ekel ist eine natürliche (Schutz-)Reaktion.		
Gegen Ekel kann und soll man nichts tun.		
Wer sich in der Arbeit ekelt, sollte den Beruf besser wechseln.		
Der Umgang mit Ekel wird immer noch tabuisiert.		
Jeder ekelt sich mal, doch keiner spricht darüber.		
Gegen Ekel kann man nichts tun.		
Ekel ist eine Chance, unwürdige Versorgungs- und Pflegebedingungen zu erkennen.		
Ekel kann Herpes auslösen.		
Ekel kann krank machen, wenn das Gefühl dauerhaft verdrängt oder verleugnet wird.		
Sicherlich ekelt man sich mal, da muss man die Augen zu machen und durch.		

[1] Hier sind alle an der Pflege beteiligten Personen- und Berufsgruppen des Gesundheitswesens gemeint, seien es Gesundheits- und Krankenpfleger, Gesundheits- und Krankenpflegerinnen, Heilerziehungspfleger, Heilerziehungspflegerinnen, Ärzte, Altenpfleger oder Pflegehelfer.

1.1   Ekel – Was assoziieren Sie mit EKEL?

Was fällt Ihnen bei Ekel als erstes sein? Welche Erfahrungen, Erinnerungen und Bilder schießen Ihnen in den Kopf?

Nachfolgende Tabelle aus einem meiner Unterrichte zum Thema zeigt, wie viele Assoziationen es zu Ekel nur an Hand der vier Buchstaben des Wortes geben kann (❏ Tab. 1.2).

Erweitern Sie die Aufzählung gerne für sich! Kommen Ihnen noch andere weitere Ideen, Bilder oder Begriffe in den Sinn?

Dies zeigt vor allem gleich eines: Ekel ist individuell. Ekel und die damit verbundenen Gefühle, inneren Bilder, Reaktionen und Assoziationen sind vielschichtig und durchaus unterschiedlich.

Es folgt ein Fallbeispiel, zur Veranschaulichung von unerwarteten Ekelsituationen im Alltag von Gesundheitsberufen (❏ Abb. 1.1).

❏ **Tab. 1.2** Assoziationen zu den Buchstaben E K E L

E	K	E	L
Eiter, erzwingen, erlösen, ertappen, einsam, eindringen, entwürdigen, ekelhaft, ekelerregend	Kadaver, Kot, kotzübel, krank, Klaps, katastrophal, Kampf, klebrig, kalt	entwürdigen, Erpressung, einengen, Entleerung, erdulden, ermahnen, entblößen	Leiden, lästig, lästern, lachen, lieblos, lügen

1.2   Kennen Sie das?

Beispiel Frau Gertrude

Frau Gertrude ist 79 Jahre und hat eine bereits fortgeschrittene Demenz. Sie kommt Ihnen bei Dienstbeginn am anderen Ende des Flures entgegen. Sie ruft schon nach Ihnen, winkt und lächelt. Auch Sie winken zurück. Sie mögen Frau Gertrude sehr, schließlich kennen sie sich nun schon lange und haben schon viel gemeinsam erlebt. Während sie immer näher kommt, öffnet sie ihre Arme weit, so als ob sie Sie umarmen möchte. Als sie näher aufeinander zukommen, bemerken Sie, dass Frau Gertrude überall dunkle Flecken hat. Es ist Kot. Sie ist über und über mit Kot beschmiert. Auf der Kleidung, im Gesicht und im Haar, überall Stuhlgang, die Hände beschmutzt, alles braun bis unter die Fingernägel… Immer häufiger spielt Frau Gertrude in letzter Zeit mit ihrem Kot, verteilt ihn im ganzen Zimmer und die Spuren im Gesicht in Mundnähe lassen Sie auch vermuten, dass sie ihn isst. Das Team ist schon völlig ratlos, manch einer kann sich einfach nicht mehr zurückhalten und sagt kopfschüttelnd und belehrend zu ihr: »Sie sind doch kein Baby mehr!«, andere schimpfen: »So 'ne Sauerei«, während sie den Kot beseitigen. In solchen Momenten blickt Frau Gertrude zu Boden, die Beschämung ist deutlich zu spüren… Sie wissen um diese andauernden Beschämungen, wollen also auf keinen Fall ablehnend sein. Gleichzeitig wollen Sie aber auch nicht in Berührung mit dem Stuhlgang kommen. Frau Gertrude steht inzwischen kurz vor Ihnen. Lächelt Sie an und wird Sie in wenigen Sekunden umarmen… Hinter Ihnen kommen auch schon weitere Besucher, Angehörige und ein Arzt zur Visite den Gang entlang. Alle beobachten die Situation genau und vermutlich auch Ihre Reaktion.

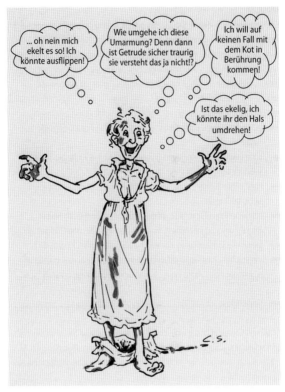

◘ Abb. 1.1 Frau Gertrude

Fragen zum Beispiel Gertrude:

- Kennen Sie solche Situationen?
- Welche Möglichkeiten haben Sie?
- Was tun Sie?
- Wie reagieren Sie?

Übung

Stellen Sie sich diese Situation bildlich und leibhaftig vor und entscheiden Sie dann, was Sie tun würden. Nachfolgend einige Vorschläge – entscheiden Sie sich! Denn Sie haben nur noch einen kurzen Augenblick, bevor Sie von jemandem, der über und über mit Kot beschmiert ist, umarmt werden!
Ich…

- flüchte – renne weg.
- schreie: »Nein, bitte nicht!«, und schiebe Frau Gertrude zur Seite.
- rufe nach einer Kollegin (wenn aber keine Kollegin in Sichtweite ist?).
- rufe einer Kollegin zu: »Bring mir Handschuhe und einen Schutzkittel!«
- schiebe Frau Gertrude, möglichst ohne mit dem Kot in Berührung zu kommen, vor mir her ins nächste Pflegebad.
- lasse die Umarmung zu und habe Ersatzwäsche vor Ort.
- versuche, Frau Gertrude abzulenken, und sage, ich müsse nochmal zum Auto raus… und schwupp, weg bin ich…

- Sonstiges: _____

Machen Sie sich bitte ernsthaft Gedanken, wie Sie sich verhalten würden, und begründen Sie Ihre Reaktion. Begründen Sie bitte auch, warum Sie sich für die anderen aufgezählten Reaktionen nicht entscheiden würden.

Ich würde _____

Auf keinen Fall würde ich _____

Übung

Stellen Sie sich diese Situation noch einmal bildlich und leibhaftig vor und entscheiden Sie dann, was Sie tun würden, wenn Sie diesmal keine Beobachter haben und nur Sie und Frau Gertrude auf dem Flur sind.

Was tun Sie?

Wie verhalten Sie sich?

Gibt es einen Unterschied?

Reagieren Sie ohne Beobachter anders? Warum?

In dem Fall würde ich _____

Auf keinen Fall würde ich _____

Betrachten wir den Begriff Ekel noch einmal näher.

1.3 Begriffsdefinition

Ekel ist ein stark ausgeprägtes Gefühl der Abneigung und des Widerwillens. Eine Aversion gegen bestimmte Dinge, wie Harn, Stuhlgang oder Erbrochenes. Oft geht diese Emotion mit somatischen Empfindungen und Reflexen einher, beispielsweise mit Übelkeit, bis hin zum Würgreflex und Erbrechen. Solch Gefühle heftigster Abneigung kennen wir alle, jeder hat sich schon mal vor dem einen oder anderen geekelt, sei es die Spinne in der Badewanne, die Schnecke im Salat oder der Hundekot vor der Haustüre. Im Gegensatz zu anderen Gefühlen, wie Verachtung, Wut, Angst, Trauer, Scham, Schuld, Freude, Überraschung oder Interesse, sind die körperlichen Reaktionen auf Ekel oft sehr heftig und plötzlich und können von jetzt auf gleich reflexartig auftreten. Dabei ist es von Mensch zu Mensch sehr individuell, wie stark oder vor was er sich ekelt.

Übung

Bitte erstellen Sie Ihre persönliche Ekelhierarchie. Vor was ekelt es Sie am meisten? Vor was am zweitmeisten, am drittmeisten…

1. _____

2. _____

3. _____

4. _____

5. _____

6. _____

7. _____

8. _____

9. _____

10. _____

Praxistipp

Solch eine Ekelhierarchie (◻ Abb. 1.2 und ◻ Abb. 1.3) empfehle ich in meinen Fortbildungen und Beratungen auch immer wieder Teamleitern mit ihren Teams zu erörtern, denn nicht jeder ekelt sich vor den gleichen Dingen gleich stark, sodass es sich in manchen Teams verteilt und man sich gegenseitig idealerweise in besonders ekelhaften Situationen aushelfen kann.

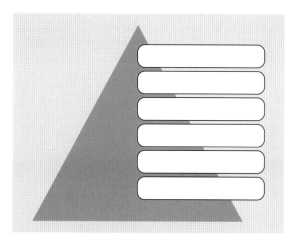

◘ Abb. 1.2 Ekelhierarchie

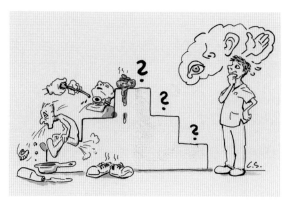

◘ Abb. 1.3 Cartoon Ekelhierarchie

Fazit

Ekel und die damit verbundenen Empfindungen, Gefühle und Reaktionen sind individuell. Jeder ekelt sich unterschiedlich stark vor unterschiedlichen Dingen.

Gefühle in Ekelsituationen

M. Jettenberger, *Ekel – Professioneller Umgang mit Ekelgefühlen in Gesundheitsfachberufen (Top im Gesundheitsjob)*,
DOI 10.1007/978-3-662-54155-5_2
© Springer-Verlag GmbH Deutschland 2017

2.1   Ekel – ein natürliches Gefühl

Ekel ist ein völlig normales, natürliches Gefühl, welches eng mit dem Wunsch nach Distanz, dem Bedürfnis, schnell zu flüchten, sowie dem Würge- und Brechreflex verbunden ist. Menschen ekeln sich vor bestimmten Dingen, und zwar überall auf der Welt, egal in welcher Kultur. Meistens ist dieses Ekelgefühl dann durch unsere Mimik und Gestik zu beobachten. In Ekelsituationen kann spontan z. B. die Nase gerümpft, die Oberlippe hochgezogen oder ein wenig Distanz gesucht werden.

Übung

Versuchen Sie es selbst einmal und stellen Sie sich gedanklich eine für Sie ekelauslösende Situation vor. Holen Sie sich dieses Gefühl, dieses »innere Bild«, her und nehmen Sie daraufhin Ihre Reaktionen wahr.

- Was passiert dann?
- Rümpfen Sie die Nase?
- Gehen die Mundwinkel nach oben?
- Wird Ihnen übel?
- Verspüren Sie sogar Brechreiz?

- Wird Ihnen heiß? Oder kalt?
- Schwitzen Sie?
- Haben Sie das Gefühl, lieber flüchten zu wollen?
- Weichen Sie zurück?
- Oder schütteln Sie sich Ihre Hände ab und gehen körperlich in eine Abwehrhaltung?

Das alles scheinen unsere Reflexe, ja sogar Restinstinkte zu sein, die unbewusst und ganz automatisch eintreten, wenn wir uns vor irgendetwas ekeln oder uns solch eine Situation auch nur vorstellen.

Überall auf der Welt ekeln sich Menschen vor Leichen, offenen Wunden, Urin, Kot, Eiter oder vor verdorbenen Lebensmitteln. Unterschiedliche Lebensmittel und Zubereitungsformen können dabei je nach Kulturkreis jedoch variieren. So ekeln sich beispielsweise Europäer davor, Hunde- oder Katzenfleisch zu essen. Stellen Sie sich nur einmal vor, Sie bekommen Fleisch serviert, welches auch noch dazu köstlich schmeckt, man Ihnen während Sie essen allerdings erklärt, es sei Hundefleisch. Wie ginge es Ihnen dann damit?

Die meisten von uns würden wahrscheinlich sogleich mit Ekel und Unwohlsein reagieren, wenn einem nicht gleich sogar übel wird und man das Weite, nämlich ein WC aufsuchen muss. Nicht umsonst gibt es auch umgangssprachlich das bezeichnende Wort »kotzübel«, eben wenn einem so übel wird, dass man sich gar übergeben muss.

■ Welche Reaktionen auf Ekel gibt es noch?

Typische Reaktionen auf Ekel können sein:

- Wunsch nach Distanz
- Vermeidung von Nähe
- Zurückweichen
- Abwenden vom ekelerregenden Objekt
- Flucht
- Angst, Ärger und Abneigung

- Nase rümpfen
- Hochziehen der Oberlippe
- Herunterziehen der Mundwinkel
- Zunge herausstrecken
- Hand wird schützend vor Nase und Mund gelegt
- Würgen
- Übelkeit
- Brechreiz
- Schnellere Atmung
- Schnellerer Puls
- Schweißausbruch
- Kollaps, Ohnmacht
- Sich schütteln
- Entstehung von Herpes

Das sind viele Reaktionen, die zum Teil kaum oder gar nicht willentlich kontrollier- oder beeinflussbar sind. Doch kann Ekel wirklich auch Herpes auslösen?

Herpes wird zwar durch einen Virus übertragen, doch vermutete man seit Langem schon, dass Ekel ebenfalls Herpes zum Ausbruch bringen kann. Forscher der Universität Trier haben herausgefunden, dass Ekelgefühle tatsächlich häufig auch Herpes verursachen. Dazu wurden Menschen untersucht, die recht häufig an Lippenherpes leiden. Im Rahmen der Untersuchungen bekamen sie ekelerregende Dinge gezeigt und bei ihnen brach kurze Zeit darauf Herpes aus. Anders bei der Gruppe von Probanden, die sich nicht ekelten. Unklar blieb, warum Ekel Herpes auslöst. Es ging bei der Forschung zunächst nur darum, zu belegen, dass Ekel auch Herpes auslösen kann.

Man geht davon aus, dass Ekel eine Stresssituation darstellt, und wer häufig an Stress leidet, ist gefährdet, Herpes zu bekommen. Denn die Viren, die Herpes auslösen, können von einem geschwächten Immunsystem nicht mehr abgewehrt werden.

Fazit

Ekel ist nicht willentlich kontrollierbar! Ekel ruft einen unmittelbaren Gefühlsausdruck hervor, der unvermeidbar scheint, wenn wir beispielsweise automatisch zurückweichen, unsere Mimik verändern, es uns übel wird, gefolgt von einem Würge- und Brechreiz, bis hin zu Schweißausbruch und sogar einer Veränderung der Pulsfrequenz. Dabei scheint es egal, ob man sich nur an eine eklige Situation erinnert oder direkt damit konfrontiert ist, auch wenn sich die Intensität dabei unterscheidet. Selbst zwischen Herpes und Ekel besteht ein unmittelbarer Zusammenhang, wie Forscher der Uni Trier herausfanden.

2.2   Instinkt mit Schutzfunktion

Das automatisch auftretende Ekelgefühl hat durchaus seinen Sinn. Ekel kann uns nämlich instinktiv vor infektiösen Materialien und krankmachenden Erregern schützen. Verdorbene Nahrungsmittel oder schlechtes Wasser werden mit Hilfe des Ekelempfindens von uns als gesundheitsgefährdend erkannt und dadurch gemieden, oder ein Gasleck wird über die Nase, den Geruch, wahrgenommen. Und wer kennt das nicht: noch schnell an dem Essen von gestern gerochen oder an der geöffneten Flasche Milch, um zu prüfen, ob es noch gut und zu verzehren ist. Somit ist Ekel als eine Art Abwehr- und Schutzreaktion unseres Körpers eine wunderbare Einrichtung der Natur.

Beispiel

Im Sommerurlaub in Italien bestellte wir uns Muscheln. Mein Partner und ich rochen daran, als sie uns serviert wurden. Irgendwie waren wir unsicher, ob sie noch gut waren. Der Geruch warnte uns beide also vor. Wir ignorierten es und aßen die Muscheln, obgleich wir auch beim Geschmack unsicher waren…

Hätten wir lieber auf unseren Instinkt und unsere Sinne gehört. Wir waren uns schließlich einig, dass es komisch roch! Wir landeten beide mit einer Lebensmittelvergiftung im Krankenhaus. Der Urlaub in Bella Napoli war gelaufen. Der Geschmack der Muscheln ist mir außerdem, während ich die Zeilen hier schreibe, sofort wieder im Sinn, die Speichelproduktion steigt an und mir wird flau.

> **Praxistipp**
>
> Hören Sie auf sich und Ihren Körper und vertrauen Sie Ihren Sinnen. Das von der Natur wunderbar eingerichtete Ziel von Ekel ist der Schutz vor Vergiftungen jeglicher Art.

2.3 Unsere Ekelsinne

Ekel entsteht durch unsere Wahrnehmung, über die Sinne. Wenn wir beispielsweise etwas Unangenehmes riechen, tasten, sehen oder hören, entsteht das Gefühl von Ekel mit all den damit verbundenen körperlichen Reaktionen. Die gustatorische Wahrnehmung, das Schmecken, spielt im Zusammenhang mit Ekel in Gesundheitsberufen keine Rolle. Betrachten wir die übrigen Sinne im Zusammenhang mit Ekel noch näher (◘ Abb. 2.1).

2.3.1 Riechen – olfaktorische Wahrnehmung

Oft wird der Geruch als besonders schlimm empfunden, wahrscheinlich deshalb, weil ein Nicht-Atmen auf Dauer nicht möglich ist. Dadurch steigt einem der Geruch automa-

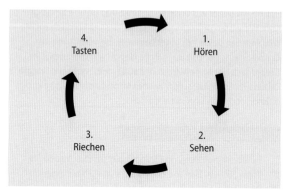

◼ **Abb. 2.1** Ekelsinne

tisch Atemzug für Atemzug in die Nase, es sei denn, man atmet dann nur noch durch den Mund. Ein dauerhaftes Durch-den-Mund-Atmen empfinden wir wiederum als extrem ekelig, weil dann die übelriechende Substanz so auch noch in unsere Atemwege und in unsere Körper »hineinkriechen« kann.

Ein weiteres Phänomen scheint das Anhaften vom Geruch zu sein, auch wenn dieser schon lange weg ist. So hat man auch nach dem Dienst, wenn man bereits geduscht und frisch gekleidet ist, gerade wenn man extrem mit Durchfall-Patienten konfrontiert war, immer noch das Gefühl, den Geruch des Stuhlgangs an sich oder in der Nase zu haben. Ein Phänomen, welches Pflegende immer wieder beschreiben. Es scheint eine Art Geruchserinnerung zu sein. Plötzlich riecht alles nach Kot, nachdem man den ganzen Tag damit zu tun hatte.

Im Rahmen meiner Recherche befragte ich meine Studenten, Schüler und Kollegen aus den verschiedensten Gesundheitsberufen, was sie als besonders ekelig im Sinnesbereich Geruch empfinden.

Dabei wurden folgende Angaben gemacht:

- Urin
- Gerüche in Verbindung mit Harnwegsinfekten
- Blut
- Blut in Verbindung mit Wasser
- Erbrochenes
- Kalter Schweiß
- Mundgeruch
- Infizierte Wunden
- Eiter
- Altes Inkontinenz-Material
- Durchfall
- Kot
- Patienten mit starkem Alkohol und Nikotingeruch

Gerüche bleiben uns stark in Erinnerung, positiv wie negativ.

Übung

Eine weitere, diesmal angenehmere Übung: Denken Sie einmal an Apfel, Zimt, Vanille, Mandarine und Nelken. Können Sie es riechen? Kommen Ihnen Bilder in den Kopf? Welche? An was denken Sie sogleich?

Sicherlich haben nun viele von Ihnen gleichzeitig zu den Gerüchen auch noch Bilder im Kopf. Beispielsweise Bilder von Advent und Weihnachten. Unsere (Ekel-)Sinne sind eng miteinander verbunden. Vor allem der visuelle Sinn, unser Sehen, schenkt uns bei allen anderen Sinneswahrnehmungen unmittelbar »innere Bilder« dazu. Dadurch prägen sich diese Sinneseindrücke besonders intensiv ein.

Kommen wir also zum Ekelsinn Nummer zwei, unsere visuelle Wahrnehmung über das Auge.

2.3.2   Sehen – visuelle Wahrnehmung

Das Sehen an sich wird erst zum Ekelsinn, wenn die »inneren Bilder« mit ekeligen Erfahrungen verknüpft sind. Wenn Kleinkinder beispielsweise ihren eigenen Kot sehen, ekeln sie sich zunächst nicht davor, sie spielen manchmal sogar damit. Erst wenn sie durch die Sauberkeitserziehung und somit durch die Erfahrung lernen, das ist eklig, dieses Bild, dieser Geruch… dann verknüpfen sie es und der Anblick (und Geruch) wird künftig automatisch Ekel auslösen.

Übung

Wenn Sie nun einmal an NOROVIRUS denken. Welche Bilder entstehen dann in Ihrem Kopf? Vielleicht kommt Ihnen sogar auch noch ein Geruch entgegen? Daran erkennen Sie auch, wie die Sinne miteinander verknüpft sind, ineinander übergreifen und sich gegenseitig verstärken. NOROVIRUS – Sehen Sie die Unmengen an Pflegeschaum und Zellstoff? Sehen Sie die vollen Müllbeutel, die viele Einlagen? Kübel und Erbrochenes? Denken Sie an den flüssigen Stuhl? Unglaublich, sofort werden »alte Bilder« und Erfahrungen von ekelauslösenden Situationen geweckt, manchmal erst ein Bild, dann der Geruch, bis hin zum Geräusch…

Als besonders ekelig im Bereich Sehen, unserer visuellen Wahrnehmung, nannten die Befragten:
- Zimmer/Boden voller Stuhlgang
- Kot essen
- Kot im Gesicht, in den Haaren, überall
- Vorgekautes ausgespuckt
- Prothesen ins Essen legen
- Prothese abschlecken
- Stuhl unter Fingernägel
- Sputum
- Überall hinspucken

- Erbrochenes
- Laufende Nase
- Grüner Auswurf
- Eitrige tiefe Wunden
- Abgestorbenes Gewebe/Körperteile
- Offener Bruch
- Fettige Haare
- Verwahrloste Patienten
- Patienten bei Sex/Selbstbefriedigung
- Sperma

Beispiel

Frau Müller und Frau Meier, beide an Demenz im mittleren Stadium erkrankt, sind unzertrennlich. So sitzen sie auch heute wieder nebeneinander am Mittagstisch. Beide tragen Zahnprothesen. Während sie sich kurz abwenden, um für eine weitere Bewohnerin ein Getränk zu holen, schreit die Dame, die Frau Müller und Frau Meier gegenüber sitzt: »Ihr seid so ekelig! Iiiiiiii!« Sie vermuten bereits, was passiert ist. Frau Müllers und Frau Meiers Prothesen sitzen nur noch locker und immer wieder fällt einer von beiden die Prothese heraus. Sie schlecken sie ab, geben sie Nachbarn, versuchen, diese sich gegenseitig wieder einzusetzen, oft ohne Erfolg, weil sie sie vertauschen. Oder sie landet unter Umständen auch in einem Teller der Sitznachbarn und am Ende weiß keiner mehr, wem welche Prothese gehört. Sie suchen alle Prothesen wieder zusammen. Gott sei Dank gibt es heute Grießbrei und keine flüssigere Suppe, sonst müssten Sie im Teller unten suchen. Ein Bild, welches Sie nie vergessen werden, und bei der Vorstellung, falsche Zähne eingesetzt zu bekommen, kann es einem schon schaudern, oder?

Kommen wir zur auditiven Wahrnehmung.

2.3.3 Hören – auditive Wahrnehmung

Gerade das Gehör kann blitzschnell »innere« Bilder in uns hervorrufen. Ich persönlich finde beispielsweise nichts schlimmer, als wenn jemand sich übergeben muss. Dieses Geräusch geht mir durch »Mark und Bein«. Doch manch ein Kollege war heilfroh, dass ich beim Thema Erbrechen nur ein Problem mit dem Geräusch habe, nicht jedoch mit dem Berühren, also wegputzen, oder dem Geruch.

Diverse ekelerregende Situationen können, auch wenn sie nur in Verbindung mit einem Geräusch stehen, ganz real wahrgenommen werden, beispielsweise kann unter Umständen sogar das Gefühl entstehen, etwas real zu tasten, zu riechen oder zu sehen, was dann wiederum mit starken Ekelgefühlen einhergehen kann. Denken Sie nur einmal an das Geräusch auf der Toilette. Wenn neben Ihnen jemand Durchfall hat oder besonders feste drückt. Oder wenn sich neben Ihnen jemand auf der Toilette erbricht. Aber sicher kennen Sie auch die Situation, wenn Ihnen selbst plötzlich Luft entweicht, während jemand neben Ihnen auf der Toilette sitzt, und Sie sich jetzt schon schämen, demjenigen gleich beim Händewaschen am Waschbecken begegnen zu müssen. Denn auch wenn jeder weiß, dass das natürlich und normal ist, ist es uns unangenehm und kann beschämend für uns sein (◘ Abb. 2.2).

Beispiel

Stellen Sie sich vor, Sie sitzen in der U-Bahn zur Grippezeit neben einem Herrn, der immer und immer wieder versucht, den angesammelten Schleim abzuhusten, um ihn dann neben Ihnen in ein Taschentuch zu spucken.

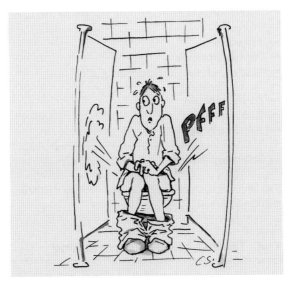

◘ Abb. 2.2 Klogeräusche sind ja häufig sehr unangenehm…

Fragen zum Beispiel:
- Kennen Sie das?
- Können Sie es in Ihrer Vorstellung sogleich hören und sehen?
- Tauchen Ekelgefühle auf?
- Rümpfen Sie die Nase?
- Welche Bilder kommen Ihnen da sofort?
- Haben Sie evtl. Ihre Mundwinkel ganz automatisch und unbewusst hochgezogen, während Sie das Beispiel gelesen haben?

Unglaublich, wie stark sich Ekeliges in unsere Sinne einbrennt und sogleich hautnah »wach« und erinnert werden kann.

Als besonders ekelige Geräusche nannten die Befragten:
- Würgen
- Erbrechen
- Atmung Sterbender
- Stöhnen bei sexueller Befriedigung
- Nase hochziehen
- Schleimabhusten
- Knackende Hüfte
- Zähne knirschen
- Tracheal absaugen
- Toilettengeräusche

Nun fehlt nur noch der haptische Sinn über die Berührung mit dem Ekeligen.

2.3.4 Tasten – taktile Wahrnehmung

Was empfinden wir im Sinnesbereich Haptik als ekelhaft und wie empfinden wir es? Grundsätzlich berühren wir lieber Weiches, Zartes, Kuscheliges oder etwas Festes, während eine breiige Konsistenz oder auch etwas Nasses oder Glitschiges eher negative Assoziationen in uns hervorrufen, vor allem wenn wir es nur ertasten und nicht sehen können. Das sind dann Situationen, in denen wir am liebsten weglaufen möchten, um nicht in Berührung damit zu kommen, eine völlig natürliche Reaktion, nämlich die FLUCHT im Sinne von »nur weg hier – nur nicht berühren!« Gerade in der taktilen Wahrnehmung verspüren wir großen Drang nach Distanz, um nicht in Berührung mit dem Ekligen zu kommen.

Beispiel

Sie helfen einem Betreuten vom Bett in den Rollstuhl. Während des Transfers erbricht er sich über Ihnen, was gar nicht mal so selten vorkommt, weil die Mobilisation häufig Kreislaufschwierigkeiten auslöst, die mit Übelkeit einhergehen können. Ihr ganzer Oberkörper ist mit etwas Breiigem, zwischendrin mit Stückchen bedeckt, es ist nass und riecht auch noch stechend. Eine Situation, in der man am liebsten flüchten möchte, doch kann man den Menschen ja nicht einfach fallen lassen. Sie setzen den Transfer also fort oder setzen den Betreuten wieder in die Ausgangsposition zurück. Schrecklich für Sie und für Ihren Klienten.

Womit wir schon beim nächsten Thema wären: der Zusammenhang von Ekel und Scham.

In meiner Recherche wurden folgende Aspekte auf die Frage genannt, welche Dinge als besonders eklig im Bezug auf Berührung empfunden werden:

- In Stuhlgang fassen
- Berührung mit Erbrochenen
- Türklinken
- Ungewaschene Hände
- Ungewaschene verwahrloste Patienten
- Berührung mit benutzten Taschentüchern
- Sperma weg putzen
- Schmutzwäsche
- Inkontinenz-Material
- Leichnam
- Wunden, Geschwüre
- Hautausschläge
- Sputum
- Intimbereich (erigierter Penis)

genannt.

Unsere Sinne (◘ Abb. 2.1) sind fest miteinander verbunden und lösen quasi eine Art »Kettenreaktion« unserer Gefühle und Erinnerungen aus, wie nachfolgendes Beispiel zeigt.

Beispiel

Ein Patient muss sich übergeben.

1. Ich höre, wie ein Patient sich erbricht,
2. sehe das Bild schon förmlich vor mir,
3. hab sogleich schon den stechenden, sauren Geruch in der Nase und
4. spüre gedanklich bereits das weiche, nass-warme Erbrochene in meinen Fingern beim Wegputzen.

Dabei ist die Reihenfolge nicht als starre Abfolge zu verstehen, es könnte auch sein, dass vor dem Sehen und Hören als erstes der Geruch wahrgenommen wird und einem dann sogleich Bilder in den Kopf schießen, bis hin zu taktilen Empfindungen und die Erinnerungen an die spezifischen Geräusche beim Erbrechen.

> **Praxistipp**
>
> Je bewusster wir uns dieser Sinnes- und Erinnerungs-verknüpfungen und Wahrnehmungen sind und reflektierter wir sie verarbeiten, umso weniger erschrecken sie uns, bzw. umso besser können wir sie im Voraus abschätzen und präventiv agieren.

Bevor wir zum nächsten Kapitel Ekel und Scham kommen, eine kleine Entspannungsübung, wie Sie sie in Ihrem Alltag auch immer wieder einbauen können. Denn es ist wichtig, sich immer wieder Auszeiten zu nehmen, worauf ich unter ▶ Abschn. 4.2.4 und ▶ Abschn. 4.3 noch einmal näher eingehen werde.

Übung

Diese »Kurz-Entspannung« lässt sich in 2–3 Minuten umsetzen, um mal wirklich ganz »auszusteigen« und »runterzukommen«.

1. Schließen Sie Ihre Augen und holen Sie sich eine angenehme schöne Erinnerung vor Ihr inneres Auge. Beispielsweise den Strandspaziergang inklusive Meeresrauschen vom letzten Urlaub oder die Umarmung Ihres Partners heute Morgen zum Abschied. Ihnen fällt bestimmt etwas ein, Hauptsache diese Bilder wecken angenehme Emotionen in Ihnen.
2. Atmen Sie dann tief ein, halten kurz die Luft an, zählen langsam bis 3 und atmen dann wieder langsam aus.
3. Wiederholen Sie dies bitte weitere drei Male.
4. Dann spannen Sie Ihre Gesichtsmuskeln an, schneiden allerlei Grimassen, möglichst übertrieben und lassen wieder locker. Wechseln sie dabei von Anspannung der Gesichtsmuskeln zu Entspannung und wiederholen diese Grimassen, egal wie seltsam es aussieht weitere 3 Male.
5. Dann atmen Sie noch einmal tief ein und aus.

Diese kurze Übung zur Entspannung nimmt keine drei Minuten in Anspruch, ist effektiv und kann auch während einer stressigen Schicht kurz eingeschoben werden. Gerade unsere Gesichtsmuskeln, die so häufig bei Ekel oder auch anderen starken Gefühlen unbewusst angespannt werden, brauchen auch immer wieder Lockerung und Entspannung, um sozusagen nicht mehr alles so »verbissen«, sondern lockerer und wieder positiv zu sehen.

Fazit

- Ekel ist natürlich und normal, jeder ekelt sich vor irgendetwas.
- Ekel sieht man einem an – reflexartige körperliche Reaktionen, wie Lippe hochziehen oder Nase rümpfen, sind automatisch da.

- Ekel schützt uns, beispielsweise vor verdorbenem Essen.
- Ekel nehmen wir über unsere Sinne wahr.
- Ekel löst eine Kettenreaktion von Sinneswahrnehmungen und Gefühlen aus.
- Ekel können wir uns nicht abgewöhnen, nur abschwächen.
- Ekel ist individuell, jeder ekelt sich unterschiedlich stark oder vor anderen Dingen.

2.4   Ekel und Scham

Scham ist ein Gefühl des Bloßgestelltseins oder -werdens. Man schämt sich beispielsweise vor sich selbst und/oder vor anderen, weil man Ansprüchen nicht gerecht wird. Scham hat aber auch eine Schutzfunktion, nämlich:
- persönliche intime Bereiche zu wahren,
- sich nicht auffällig zu verhalten/zu blamieren und
- die Würde eines Menschen zu schützen.

Scham drückt sich in Erröten, Herzklopfen, Stottern, veränderter Stimme und hohem oder niedrigem Blutdruck aus. Im Zusammenhang mit Ekel tritt Scham meist auf, wenn der Ekel offen gezeigt wird und der andere sich daraufhin schämen muss. Schauen wir uns dies anhand eines praktischen Beispiels näher an.

Beispiel
Krankenschwester Angelika kommt ins Zimmer zu Herrn Peters. Schon beim Betreten des Zimmers riecht sie den Stuhlgang. Es ist nach einer kurzen Begrüßung mucksmäuschenstill – sehen Sie, was beide bei sich denken… (◧ Abb. 2.3)

An dem Beispiel von Schwester Angelika und Herr Peters wird der Zusammenhang zwischen Scham und Ekel deutlich.

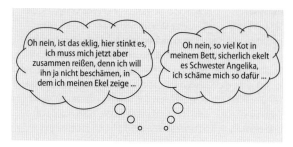

□ Abb. 2.3 Angelika und Herr Peters

So kommt es automatisch zu einem Dilemma, weil man einerseits sich treu bleiben will, den Ekel nicht einfach herunterzuschlucken, sondern ihn adäquat zum Ausdruck zu bringen. Gleichzeitig jedoch den, der den Ekel verursacht und auslöst, nicht beschämen und entwürdigen möchte. Schwierig wird es meist dann, wenn der Ekel so stark ist, dass man es kaum, bis gar nicht vermeiden kann, dass man einem den Ekel ansieht, weil die körperliche Reaktion beispielsweise sogleich heftig und sichtbar einsetzt.

Scham und beschämt sein, ist ein intensives emotionales Thema, das jeder kennt.

Übung

- Wann haben Sie sich das letzte Mal so richtig geschämt?
- Wie hat Ihr Körper auf die Scham reagiert?
- Wie hat sich das angefühlt?
- Wie sind Sie damit umgegangen?
- In welchen Momenten schämen Sie sich?

Folgendes Beispiel dürfte dem einen oder anderen bekannt vorkommen.

Beispiel

Sie besuchen ein Seminar. Wie immer in der Pause gehen natürlich alle gleichzeitig auf die Toilette. Sie haben Ihre Kollegen/innen des Seminares erst heute Vormittag kennengelernt. Es sind nur zwei Toiletten vorhanden, sie suchen die links auf, rechts geht die Kollegin rein, im Gang warten schon die nächsten vier Ihrer Kolleginnen. Auf der Toilette sitzend entweicht Ihnen mehrfach Luft, laut und deutlich. Sie halten die Luft an und denken sich: »Oh nein! Wie peinlich! Ich möchte am liebsten im Erdboden versinken oder mich in Luft auflösen!« Sie sind beschämt. Die Kollegin neben Ihnen ist schon wieder aus der Toilette raus, die nächste schon wieder rein, sodass Ihnen klar ist, alle wissen sie waren es. Wirklich unangenehm, wobei doch so menschlich. Sie schämen sich trotzdem. Kennen Sie solch eine Situation? Es soll aber noch schlimmer kommen: Als Sie die Toilette verlassen, macht Sie eine Kollegin aufmerksam, dass hinten an Ihrer Leggins und Rock noch ein Toilettenpapierstückchen raushängt. »Ich dreh durch, das auch noch!« Vor lauter Scham haben Sie das nun auch noch hinbekommen. Sie bedanken sich mit hochrotem Kopf für den Hinweis und wollen eigentlich nur noch davon laufen oder in einem Erdloch verschwinden.

Wie kann man in solch einer Situation mit Schamgefühlen umgehen? Nachfolgend zeige ich Ihnen einige Tipps dazu auf.

2.4.1 Persönlicher Umgang mit Scham bei Mitarbeitern

Wie kann man selbst mit Scham, einem völlig natürlichem Gefühl, welches jeder kennt, gelassener umgehen?

Praxistipps

- Nehmen Sie die beschämende Situation an und akzeptieren Sie diesen Scham-Moment, ändern kann man meist eh nichts daran.
- Sagen Sie sich: Jeder hat schon einmal eine peinliche unangenehme Situation erlebt und war beschämt, das ist völlig normal.
- Akzeptieren Sie, dass Ihnen so etwas Doofes passiert ist, wir alle sind nur Menschen.
- Stoppen Sie Ihr Schamgefühl, in dem Sie sich sagen, der, der sich schämt, macht sich viel mehr Gedanken, die anderen haben meist eh Mitgefühl und Verständnis, weil jeder solche Situationen kennt.

Soweit zum Umgang in einer akuten Schamsituation, die Sie selbst betrifft. Doch wie geht man im beruflichen Alltag, in einer Pflege- und Behandlungssituation, mit beschämenden Situationen am besten um?

Praxistipps

- Schildern Sie Kollegen die beschämende Situation und fragen Sie, wie Ihr Gegenüber gehandelt hätte. Nutzen Sie die Erfahrungen der Kollegen und deren verschiedene Umgangsweisen, um Ihre eigenen Kompetenzen dahingehend zu erweitern.
- Sprechen Sie schamvolle Situationen direkt an, beispielsweise: »Jetzt werde ich rot!«
- Klopfen Sie vor dem Betreten des Patienten-/Bewohnerzimmers immer an.
- Achten Sie darauf, dass bei der Köperpflege nur die Körperteile unbedeckt sind, die gerade gewaschen werden – für sich und den Betreuten.

2.4.2 **Umgang mit Scham bei Patients und Betreuten**

> ❯ Nicht nur auf der Seite der Mitarbeiter in Gesundheitsberufen kann Scham auftreten, auch unsere Betreuten/Patienten erlebenden belastende Schamsituationen.

In Pflege- und Vertrauensbeziehungen ist Scham auch schon ohne unangenehme peinliche Situationen oder »Missgeschicke« ein Thema, weil durch die Pflegemaßnahmen die Schamgrenze und die Intimsphäre »gestört« wird.

Sätze, wie ich sie von meinen Zu-Pflegenden immer wieder verbal (und nonverbal) zu hören bekomme:

- Ich schäme mich dafür, dass meine eigene Kraft nicht mehr ausreicht, um mich selbst zu waschen.
- Ich schäme mich, weil ich dir so viel Arbeit mache.
- Ich schäme mich, weil mein Körper nicht mehr so kann, wie ich will.
- Ich schäme mich, weil ich hier so nackig vor dir liege.
- Ich schäme mich, weil ich dir ausgeliefert bin.
- Ich schäme mich vor dir, weil ich meine Körperfunktionen nicht mehr wie früher beherrsche.
- Ich schäme mich, weil die in meine Intimsphäre kommt.
- Ich schäme mich, weil ich in dir vielleicht Ekel verursache.
- Ich schäme mich, weil ich in dir Schamgefühle hervorrufe.
- Ich schäme mich, weil du dich schämst.

Es ist also wichtig, dieses belastende Gefühl, die Scham unserer Patienten, gezielt zu mindern. Deshalb sollte man sich bewusst machen, wie man konstruktiv mit diesem Gefühl umgehen kann.

Hilfreich ist dabei die Frage: Wie können wir die Scham unserer Patienten mindern oder schamauslösende Situationen sogar vermeiden? Die Antwort: Indem wir die Intimsphäre und Persönlichkeit eines jeden Zu-Pflegenden wahren. Dies geschieht vor allem nonverbal durch die Haltung dem Klienten gegenüber, aber auch durch immer wiederkehrende, aufklärende und vertrauensvolle Gespräche, in denen signalisiert wird, dass es nichts gibt, wofür man sich schämen müsste.

Konkret achte ich im Umgang mit den Zu-Pflegenden auf die nachfolgenden Punkte, um die Intimsphäre zu wahren.

- **Wahrung der Intimsphäre**
- Klopfen Sie vor Betreten des Zimmers an.
- Nehmen Sie die Bettdecke niemals ohne Vorankündigung weg.
- Sorgen Sie bei mehreren Zu-Pflegenden im Zimmer bei der Körperpflege für Sichtschutz.
- Kündigen Sie jede Tätigkeit vorher an und erklären Sie sie.
- Decken Sie bei der Ganzkörperpflege nur kleine Körperbereiche auf.
- Beachten Sie Tabuzonen des Körpers.
- Bitten Sie bei intimen Gesprächen mit dem Zu-Pflegenden andere Dritte aus dem Zimmer.
- Bitten Sie bei Behandlungen andere Dritte (Begleitpersonen) aus dem Zimmer.
- Wenn Sie verspüren, dass Ihr Gegenüber sich schämt, machen Sie dies zum Thema und sprechen es offen an, dies wird erfahrungsgemäß als entlastend erlebt.
- Erläutern Sie, warum sie als Pflegekraft/Arzt nach intimen Details fragen.
- Erläutern Sie, warum Sie Patienten bitten, sich auszuziehen, und schützen Sie dabei die Intimsphäre weitestgehend, beispielsweise durch eine spanische Wand.

- Signalisieren Sie Respekt und Verständnis hinsichtlich der Verletzlichkeit des Menschen.
- Schlagen Sie dem Zu-Pflegenden vor, schambesetzte Tätigkeiten, beispielsweise das Waschen des Intimbereiches, selbst zu übernehmen.
- Achten Sie besonders auf die Körpersprache Ihres Gegenübers, wenn Sie in intimen Bereiche vordringen müssen.

Häufig können durch eine offene, taktvolle Kommunikation vermutete Schamgefühle diskret angesprochen werden. Hierzu finden sie nachfolgend einige Kommunikationstipps.

■ Einfühlsame Kommunikation

Gerade bei Missgeschicken mit Kot, Erbrochenem oder Urin kann man durch Kommunikation wunderbar die Scham minimieren, indem man so etwas sagt wie:

- »Ist doch nicht so schlimm, das bekommen wir hin!«
- »Machen Sie sich keine Gedanken, sowas kann mal passieren!«
- »Das beseitige ich jetzt ganz flott und dann ist alles wieder gut!«
- »Damit haben wir heute beide nicht gerechnet, hm?«
- »Ach, das ist doch gar nichts! Was glauben Sie, was ich in meinem Berufsalltag schon alles gesehen/erlebt habe! Machen Sie sich bitte keine Gedanken!«

Auch bei intimen Behandlungen kann ein Arzt viel von der Beschämung allein durch eine behutsame Kommunikation wegnehmen, so kann er beispielsweise ankündigend sagen:

- »Ich kann mir vorstellen, dass Ihnen diese Untersuchung sehr unangenehm ist…«
- »Ich weiß, wie unangenehm das jetzt für Sie sein muss, wenn ich jetzt…«

Solch neutrale Kommentare lösen die Anspannung zwischen dem Arzt/Pflegenden und der zu behandelnden/zu pflegenden Person ungemein und vermindern für die betroffene Person die Peinlichkeit ein wenig.

> ❯❯ Offene Kommunikation ist viel besser als zu schweigen, denn durch ein Schweigen steigert sich die Scham beim Gegenüber. Das Thema ist doch eh da, ganz offensichtlich, warum also nicht einfach offen darüber sprechen?

2.4.3 Sexualität und Scham

Der Umgang mit Sexualität und Scham fällt nicht immer ganz leicht, was das nachfolgende Beispiel für sexuell enthemmtes Verhalten bei Demenz zeigen soll.

Beispiel
Josef, 79 Jahre alt, mit mittelschwerer Demenz wohnt in einem Pflegeheim auf einer integrativen Station und fast täglich wird er von Mitbewohnern oder Pflegekräften dabei »ertappt«, wie er sich selbst befriedigt. Scham kennt er keine mehr, weshalb er sein Tun bis zum Höhepunkt auch nicht unterbricht, egal wer daneben steht oder sitzt. Doch um ihn herum ist dies Mitarbeitern und Bewohnern, die noch geistig agiler sind, sehr peinlich. Auch Besucher schämen sich und schauen weg, oder holen ihre Angehörigen aus dem Tagesraum oder der Stationsküche, wenn Josef neben ihnen sitzt.

Fragen zum Beispiel:
- Wie würden Sie reagieren?
- Kommt bei Ihnen Scham und/oder Ekel auf?
- Ist Ihnen das peinlich? Warum?
- Stresst Sie diese Situation?

▬ Was sagen Sie anderen Angehörigen in einer solchen Situation?

Folgende Tipps sind hilfreich im Umgang mit sexuell enthemmtem Verhalten.

Praxistipps

- Ermöglichen Sie Bewohnern/-innen und Angehörigen einen Raum für Rückzug und Intimität.
- Bei intimen Paaren: Mit einem Schild »Wir wollen ungestört sein« werden andere Besucher/-innen auf Abstand gehalten.
- Legen Sie eine kleine »Spielzeugkiste« mit erotischen Bildern oder Bildbänden und Zeitschriften etc. an.
- Thematisieren Sie den Einsatz einer professionellen Sexualbegleiterin/Berührerin. Das Thema ist ja auch in den Medien momentan sehr aktuell.
- UND: Sprechen Sie im Team über Ihre eigene Scham bei diesem sensiblen Thema!

Auch wir dürfen uns im Umgang mit einem erigierten Penis und öffentlichem Onanieren schämen, das ist völlig normal. Gerade bei sexuell enthemmtem Verhalten entstehen heftigste Scham- und Ekelgefühle bei allen beteiligten Anwesenden.

Praxistipps

Profamilia hat einen wunderbaren Ratgeber zum Thema »Sexualität und Demenz« für Angehörige und Pflegekräfte veröffentlicht. Diesen können Sie als PDF https://www.profamilia.de/fileadmin/publikationen/Reihe_Aelterwerden/sexualitaet_und_demenz.pdf oder auch direkt über www.profamilia.de kostenfrei beziehen.

2.4.4 Nähe und Distanz

Scham hat sehr viel mit Nähe und Distanz, also mit persönlichen Tabuzonen und Schamgrenzen zu tun, die wir im Rahmen einer medizinischen Behandlung oder Pflegesituation häufig überschreiten müssen. In unserer westlichen Welt wird zwischen intimem Raum, persönlichem Raum und sozialem Raum unterschieden:

- Intimer Raum (näher als 50 cm wichtig für Selbstbestimmung – sonst Gefühl der Schutzlosigkeit)
- Persönlicher Raum (ca. 1 m Umkreis – eine Annäherung sollte das Einverständnis der betreffenden Person voraussetzen)
- Öffentlicher Raum (Anwesenheit auf öffentlichen Wegen und Räumen)

Distanzbedürfnisse sind von Kultur zu Kultur recht variabel. So ist in vielen lateinamerikanischen Ländern das Distanzbedürfnis geringer als in Europa, in vielen asiatischen Ländern jedoch viel größer.

UND: Jeder Mensch hat das Recht auf Privatheit, so besagt es die »Charta der Rechte hilfe- und pflegebedürftiger Menschen« in ihrem Artikel 3 »Privatheit«.

- **Charta der Rechte hilfe- und pflegebedürftiger Menschen**
Artikel 3: Privatheit

» Respektierung von Sexualität, geschlechtlicher Orientierung und Lebensweise
Grundsätzlich hat jeder Mensch – unabhängig vom Alter und unabhängig vom Ausmaß des Pflege- und Hilfebedarfs – das Recht auf Sexualität, auf Respektierung seiner geschlechtlichen Identität und seiner Lebensweise. Niemand darf Sie aufgrund Ihrer ge-

schlechtlichen Orientierung diskriminieren. Über die Art und Weise intimer und sexueller Beziehungen und Aktivitäten entscheiden Sie selbst, soweit dadurch die Rechte anderer Personen nicht verletzt werden. Die Möglichkeiten, intime Beziehungen auszuleben, sind allerdings abhängig von den Bedingungen und der Ausrichtung der jeweiligen Einrichtung. So kann es ratsam sein, sich auch in dieser Hinsicht über die Einrichtung vor Abschluss eines Vertrages zu informieren.(2)

Praxistipp

Wenn Sie dieses Thema noch vertiefen mögen, finden Sie weitere Infos zur Charta unter: www.pflege-charta.de

---

■ **Haben nicht alle Menschen ein Recht auf Sexualität?**

Darüber hinaus besteht das Recht auf Sexualität. Laut dem nationalen Aktionsplan der Bundesregierung heißt es:

» Menschen mit Behinderungen haben ein Recht auf Sexualität und Partnerschaft und ein Recht auf Ehe (soweit beide Partner nicht geschäftsunfähig sind). Und sie haben das Recht auf Zugang zu altersgerechter und barrierefreier Information über Sexualität, Fortpflanzung und Familienplanung.

» Dies ist auf alle Patienten, auch auf Menschen im Alter allgemein, sowie Menschen mit Demenz übertragbar. Entsprechend unterstützt die Bundesregierung auf Veröffentlichungen über den Informationsdienst der Bundeszentrale für gesundheitliche Aufklärung (BZgA), zum Thema »Sexualität und Behinderung«, welche Sie im Netz unter sexualaufklaerung.de finden können.(3)

Schamgefühle können sich unmittelbar auf die Vertrauens- und Versorgungsbeziehung auswirken. Welchen großen Einfluss Schamgefühle auf die Arzt-Patient-Beziehung haben, berichtete mir ein junger Assistenzarzt.

Beispiel

Eigentlich bedarf es nicht viel Phantasie, um sich auszumalen, dass sich Menschen vor mir als Arzt schämen. Schließlich erwarte ich von meinen Patienten im Rahmen der Anamnese, mir über intimste Details ihres Lebens Auskunft zu geben, von denen sie sonst vielleicht niemals jemandem erzählen würden. Weiter erwarte ich von ihnen, sich für eine körperliche Untersuchung zu entkleiden und damit zu entblößen. Sie zeigen mir dann Körperstellen, die sie sonst niemanden, nicht einmal ihrem vertrauten Sexualpartner zeigen würden. Bei manchen Untersuchungen muss ich noch weiter in die Intimsphäre vordringen, z. B. bei einer Darmspiegelung. Alles Dinge, die für mich völlig normal waren. Mir war schon bewusst, dass ich hier behutsam sein muss, um die Scham größtmöglich zu mindern. Doch so richtig bewusst wurde es mir erst, als ich selbst nach einem Unfall für 2 Wochen Pflege und Behandlung brauchte. Das war arg, einmal auf der »anderen Seite« zu stehen, zu wissen, die ekeln sich jetzt sicherlich auch… und und und… Ich schämte mich in manchen Situationen so, dass ich mich meinem Arzt nicht ganz anvertraute, ihm manchmal nur die »halbe Wahrheit« über so manche intimen Details sagte, obwohl er dies, das weiß ich selbst am besten, für seine Behandlung hätte wissen müssen. Seither begegne ich meinen Patienten viel achtsamer hinsichtlich schamauslösender Situationen, wie etwa bei der Anamnese, bei Fragen nach intimen Details des Privatlebens, wie z. B. Sexualität, Alkoholgenuss, Gewicht, Partnerschaft, bei körperlichen Untersuchungen schambesetzter Regionen mit nur teilweise Entkleidung oder bei diagnostischen Eingriffen, wie Endoskopie, Blasenkatheterisierung, und anderen bei therapeutischen Maßnahmen.

Am wichtigsten scheinen mir dabei die ständige Beobachtung des Patienten und ein »Im-Kontakt-Bleiben«, um mögliche schamauslösende Situationen wahrzunehmen und im Gespräch ernst zu nehmen, anzusprechen und dadurch zu minimieren. Meistens sage ich dann: »Jetzt müsste ich noch… untersuchen, abtasten, ich weiß, dass dies sehr unangenehm ist/sein kann… Ist das ok für Sie?« und hole mir so gleichzeitig auch die Zustimmung für diese häufig sehr unangenehmen Situationen.

Das Beispiel des jungen Assistenzarztes macht deutlich, wie wichtig Selbstreflexion hinsichtlich solcher Tabuthemen wie Ekel und Scham ist. Denn nur im Rückblick, durch die Selbsterfahrung und die darauffolgende ehrliche Reflexion ist es dem Assistenzarzt möglich, seine Haltung zu verändern und fortan das Thema Scham in der Arzt-Patient-Beziehung im Blick zu behalten.

Fazit

- Scham ist natürlich und normal, das kennen wir alle.
- Scham schützt uns und unsere Tabuzonen.
- Scham zeigt uns Grenzbereiche auf.
- Scham hilft uns, Nähe und Distanz festzulegen.
- Scham ist abhängig von der Situation und den Beteiligten.
- Scham bedarf Achtsamkeit, Respekt und Fingerspitzengefühl.
- Scham kann durch ein offenes Gespräch minimiert werden.
- Scham kann durch verschiedene Erkrankungen verloren gehen.
- Scham kann auch den Pflegeprofi betreffen, gerade im Umgang mit sexuell enthemmtem Verhalten.

2.5 Ekel als ethisches Dilemma

■ **Was ist ein Dilemma?**

Ein Dilemma ist eine Situation, in der es zwei Auswege gibt, man aber das Gefühl hat, zwischen zwei Übeln wählen zu müssen.

- Wann waren Sie in einem Dilemma?
- Wie fühlte sich diese Zerrissenheit an?
- Zwischen welchen zwei Übeln mussten Sie wählen?

■ **Zurück zu Frau Gertrude (Fallbeispiel aus Kapitel 1)**

Erinnern Sie sich an Frau Gertrude aus dem Fallbeispiel am Anfang des Buches unter ▶ Abschn. 1.2. Diese Situation war sehr wohl ein Dilemma, denn als Pflegekraft möchte man einerseits auf keinen Fall mit dem Kot in Berührung kommen und Frau Gertrude andererseits nicht vor den Kopf stoßen, sie beschämen und entwürdigen. Und gleichzeitig soll man aber hier und jetzt sofort reagieren. Nur wie, um dabei weder sich mit seinem Ekel zu übergehen und sich treu zu bleiben, noch Frau Gertrude (◘ Abb. 2.4) zu beschämen und zu entwürdigen?

Wenn das mal kein Dilemma ist! »Egal, wie ich es mache, ist es verkehrt und unbefriedigend!« Welche Gefühle tauchen in dem Zusammenhang unter Umständen noch auf? Spüren Sie auch noch Wut, Zorn, schlechtes Gewissen und Schuld? Wirklich nicht leicht, einerseits authentisch sein zu wollen, um sich selbst treu zu sein, andererseits der Vertrauensbeziehung nicht zu schaden.

» Handle, wie du fühlst, und fühle, wie du handelst.
(Plinius)

Wenn wir jedoch von dem Zitat von Plinius, einem Anwalt und Senator in der römischen Kaiserzeit, ausgehen, sollten wir gefühlsmäßig immer authentisch bleiben. Grundsätzlich eine gute, gesunde Lebenshaltung, authentisch zu sein. Doch

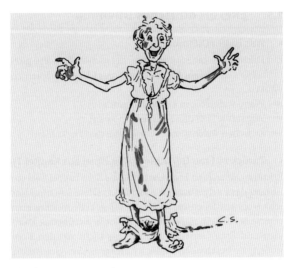

□ Abb. 2.4 Frau Gertrude

das würde gleichzeitig auch heißen, man verletze sein Gegenüber, wie im Fallbeispiel von Gertrude.

Übung

Nun stellen Sie sich einmal vor, Sie liegen im Krankenhaus, mit einem offenen wunden Fuß und der Arzt und die Krankenschwester sprechen ihre Gefühle beim Anblick Ihrer Wunde offen aus. Beispielsweise: »iiiiiiiiih, wie das aussieht!« »Pfui, wie das stinkt!« Versetzen Sie sich wirklich einmal in diese Lage! Wie fühlen Sie sich dann? Was erwarten Sie von den Ärzten und Pflegekräften in diesem Moment?

Vertiefen wir dieses Gefühlsdilemma noch ein wenig. Lesen Sie dazu die nachfolgende Geschichte, ein altes Märchen der Gebrüder Grimm.

» Der alte Großvater und der Enkel

Es war einmal ein steinalter Mann, dem waren die Augen trüb geworden, die Ohren taub und die Knie zitterten ihm. Wenn er nun bei Tische saß und den Löffel kaum halten konnte, schüttete er Suppe auf das Tischtuch und es floss ihm auch etwas wieder aus dem Mund. Sein Sohn und dessen Frau ekelten sich davor, und deswegen musste sich der alte Großvater endlich hinter den Ofen in die Ecke setzen und sie gaben ihm sein Essen in ein irdenes Schüsselchen und noch dazu nicht einmal satt; da sah er betrübt nach dem Tisch und die Augen wurden ihm nass. Einmal auch konnten seine zitterigen Hände das Schüsselchen nicht fest halten, es fiel zur Erde und zerbrach. Die junge Frau schalt, er sagte aber nichts und seufzte nur. Da kauften sie ihm ein hölzernes Schüsselchen für ein paar Heller, daraus musste er nun essen. Wie sie da so sitzen, so trägt der kleine Enkel von vier Jahren auf der Erde kleine Brettlein zusammen. »Was machst du da?« fragte der Vater. »Ich mache ein Tröglein.«, antwortete das Kind, »Daraus sollen Vater und Mutter essen, wenn ich groß bin.« Da sahen sich Mann und Frau eine Weile an, fingen endlich an zu weinen, holten als sofort den alten Großvater an den Tisch und ließen ihn von nun an immer mitessen, sagten auch nichts, wenn er ein wenig verschüttete. (Jacob und Wilhelm Grimm)

Diese Geschichte beschreibt so wunderbar den inneren Konflikt, das Dilemma und die daraus resultierenden Folgen, wie Beschämung und Entwürdigung:

1. Die Eltern ekelten sich vor dem alten Großvater. Konkret ekelten sie sich davor, wenn ihm bei Tisch immer wieder etwas aus dem Mund herausfloss. Menschlich und verständlich, oder?

2. Dies kommunizieren sie, wenn auch wenig respektvoll, denn die Tochter schalt mit dem Großvater. Zumindest ist die Tochter authentisch. Doch andererseits, wo bleibt da die »unantastbare Würde« des Menschen, wenn der Großvater verbannt wird und aus einem Tröglein wie ein Vieh essen muss?

Was ist nun richtig? Authentisch zu seinem Ekel stehen? Und damit aber den alten Großvater beschämen und entwürdigen? Eine Dilemmasituation, welche bei Ekel und Scham häufig vorkommt.

Fragen zur Geschichte:

- Was wäre Ihrer Meinung nach richtig?
- Versetzen Sie sich in die Lage aller Beteiligten?
- Welche Lösungen kommen Ihnen in den Sinn?
- Was fühlt der Großvater?
- Was fühlen die Eltern?
- Was fühlt der Junge?

Auch hier findet sich die ganze Bandbreite der Gefühle wieder: angefangen vom Ekel, über Trauer, Wut, Zorn, schlechtes Gewissen und Scham auf mehreren Seiten.

Literatur

www.vitaes.de/herpes-durch-ekel/ Zugriff am 24.2.2017

www.pflege-charta.de Zugriff am: 26.2.2017

Bundeszentrale für gesundheitliche Aufklärung (BZgA) www.sexualaufklaerung.de Zugriff am: 25.2.2017

Jacob und Wilhelm Grimm: Der alte Großvater und der Enkel. Aus den Kinderund Hausmärchen der Gebrüder Grimm, 1850

Verdrängen und Leugnen – normale Mechanismen

M. Jettenberger, *Ekel – Professioneller Umgang mit Ekelgefühlen in Gesundheitsfachberufen (Top im Gesundheitsjob)*,
DOI 10.1007/978-3-662-54155-5_3
© Springer-Verlag GmbH Deutschland 2017

Ungeliebte unangenehme Themen möchten wir Menschen lieber nicht wahrnehmen und wahrhaben, weshalb es häufig zu einer Verdrängung und Verleugnung kommt. Das ist ein innerpsychischer Abwehrmechanismus, bei dem etwas, was nicht in unser Weltbild passt, einfach ignoriert und damit verleugnet und verdrängt wird. Das können wir so gut und gründlich, dass uns diese Themen dann gar nicht mehr bewusst sind.

Im Duden wird Verdrängung wie folgt definiert:

» (Psychologie) Bedrängende Erlebnisse, Vorstellungen, Bedürfnisse o. Ä. unbewusst aus dem Bewusstsein verbannen; einen Bewusstseinsinhalt, der sich psychisch nicht verarbeiten lässt, unterdrücken.« (Duden)

3.1   Wie funktioniert Verdrängung?

Beispiel

Gesundheits- und Krankenpflegerin Rita ekelt sich vor dem übel riechenden, mit Stuhl verschmierten Bett und den Händen. Sie verbietet sich jedoch das Gefühl des Sich-Ekelns, denn sie ist ja ein Pflegeprofi: »Ich darf mich nicht ekeln, das tun die Kollegen ja auch nicht, wie stehe ich denn dann vor den Kollegen da…, ich bin schließlich Profi!« Das sagt sie sich Tag ein Tag aus, auf lange Sicht nennt man das dann Leugnung und Verdrängung. Doch dieses Gefühl ist ja da und muss irgendwo hin. Es ist da, wenn auch nicht mehr bewusst, weil verboten, weil verleugnet. Dann kommt es zur Verschiebung, diese Frustration, dieses Gefühl wird sich irgendwo anders einen Weg nach außen suchen, beispielsweise in dem sie sich mit der Kollegin am Ende der Schicht streitet, über etwas ganz anderes, dabei ist der Grund für den Stress nicht die Kollegin, sondern das unterdrückte Ekelgefühl. Ein unbewusster innerpsychi-

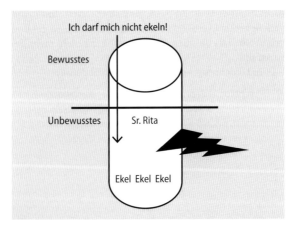

◻ Abb. 3.1 »Ich darf mich nicht ekeln!«

scher Mechanismus. Welche Folgen eine dauerhafte Verdrängung und ein »Sich-selbst-nicht-ernst-Nehmen« noch haben können, zeigen nachfolgende Grafik (◘ Abb. 3.1).

3.2 Bewusstes und Unbewusstes

Als das Unbewusste bezeichnet die Tiefenpsychologie einen Bereich der menschlichen Psyche, der dem Bewusstsein nicht direkt zugänglich ist, aber diesem zugrunde liegt. Man geht davon aus, dass bei jedem Menschen in allen Lebensphasen unbewusste psychische Prozesse das Handeln, Denken und Fühlen entscheidend beeinflussen.

Gesundheits- und Krankenpflegerin Rita schluckt den Ekel im Alltag immer wieder hinunter und verlagert ihn somit ins Unbewusste. Sie sagt sich immer und immer wieder: »Ich darf mich nicht ekeln, ich bin doch ein Pflegeprofi!« Sie verdrängt diesen Ekel so gut, dass es ihr irgendwann nicht mehr bewusst ist, sie ekelt sich einfach nicht mehr. Der Ekel ist aber nicht weg, er lebt im Unbewussten weiter, verdrängt und verleugnet.

Das Problem mit solch unbewussten Themen, die scheinbar weg sind, ist, dass sie eine Art »Eigenleben« führen und sich ihren Ausweg suchen, indem sie irgendwann entweder explodieren oder implodieren. Dies kann sogar bis zum Burn-out und zur Gewalt in der Pflege führen.

3.3 Burn-out als Folge von Verdrängung

Obwohl »Burn-out« in aller Munde, ja fast schon eine Art Modeerkrankung ist, gibt es in der Internationalen Klassifikation der Krankheiten (ICD 10), in der alle psychischen Erkrankungen aufgeführt und verschlüsselt sind, diese Erkrankung so nicht. Zu leugnen ist das »Burn-out-Syndrom«

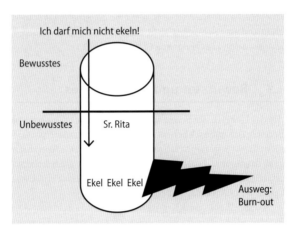

□ **Abb. 3.2** Ausweg Burn-out

jedoch auch nicht, weil viele Menschen davon inzwischen betroffen sind. Es handelt sich dabei jedoch vielmehr um eine Art »emotionale Erschöpfung«, welche der Depression sehr nahe kommen kann. Nachdem man aber auch in der Pflegefachwelt immer wieder von Burn-out spricht, wird der Begriff auch im Folgenden so benannt.

Gesundheits- und Krankenpflegerin Rita schluckt ihren Ekel immer wieder hinunter und verlagert ihn ins Unbewusste. Auf Dauer macht dies krank, denn es ist zwar verdrängt, aber trotzdem noch da (□ Abb. 3.2).

Die Ursachen, an einem Burn-out zu erkranken, sind recht unterschiedlich, so einzigartig jeder Mensch an sich ist.

> **Seit langem ist bekannt: Dauerhaft unterdrückte Gefühle oder verdrängte Themen machen krank, entweder psychisch, wie beim Burn-out-Syndrom, aber auch physisch.**

Die Hausarztpraxen sind voll von Menschen mit somatischen Beschwerden. Diese reichen von Herzklopfen, Atemnot, Bauchschmerzen, Unregelmäßigkeiten beim Stuhlgang, Schmerzen beim Wasserlassen oder im Rücken bis hin zu Kopfschmerzen und Erschöpfung. 20 Prozent der Patienten in Hausarztpraxen seien betroffen, heißt es in der klinischen Leitlinie, die im November 2012 veröffentlicht worden ist (Schaefer et al. 2012). Meist hat das Erschöpfungssyndrom eine lange Vorlaufphase.

Zurück zum Fallbeispiel Rita: So könnte die Abwärtsspirale von Pflegekraft Rita aussehen, wenn sie den Ekel und die damit verbundenen Gefühle dauerhaft verdrängt und sich selbst in ihrem Alltag mit ihren eigenen Gefühlen und Bedürfnissen immer wieder übersieht:

1. Verdrängung von Ekel, stattdessen übertriebener Ehrgeiz
2. Der Arbeitseinsatz wird verstärkt, Ekel weiter ignoriert
3. Die eigenen Bedürfnisse werden vernachlässigt oder ganz ignoriert, z. B. keine Pausen nach besonders belastenden und ekelauslösenden Situationen
4. Konflikte und Bedürfnisse werden verdrängt
5. Verstärkte Verdrängung von Problemen: »Ich darf mich nicht ekeln!«
6. Hoher Anspruch an sich selbst »Ich bin doch Pflegeprofi!«
7. Vernachlässigung sozialer Kontakte
8. Das Verhalten ändert sich
9. Verlust des Gefühls für die eigenen Bedürfnisse

Ab hier sucht sich die dauerhafte Verdrängung dann ihren Weg, zunächst mit allerlei körperlichen bzw. psychosomatischen Merkmalen, wie die Punkte 10–13 zeigen. Danach oder auch schon parallel kommen weitere psychische Beschwerden hinzu, wie z. B. die totale Erschöpfung (Punkte 14–17), hinzu.

10. Kopfschmerzen
11. Nackenverspannung
12. Rückenschmerzen
13. Chronifizierung von Kopf-, Rücken- und Nacken-
    verspannung mit Schmerzen
14. Innere Leere
15. Depressive Gefühle
16. Totale körperliche Erschöpfung
17. Burn-out oder andere psychische Erkrankungen

Häufig zeigen sich lange vor einer kompletten Erschöpfung, wie beispielsweise dem Burn-out, schon körperlichen Beschwerden. Dies sind sozusagen Frühwarnzeichen unseres Körpers und sollten als Vorboten erkannt und ernst genommen werden. Denn wenn man darauf nicht reagiert, kommen weitere psychische Beschwerden, evtl. auch eine Chronifizierung von körperlichen und psychischen Symptomen hinzu.

Aber wie kommt es, dass es uns so schwer fällt, diese Spirale zu verlassen? Wir sind durchaus bereit, Schwierigkeiten aller Art zu ertragen, denn wir sind Profis. Die Bremse zu ziehen, ist nicht leicht, denn wer aus seinem Hamsterrad heraus will, muss sich Verschiedenes eingestehen, nach Lösungen suchen und sich ändern. Nichts ist für Menschen so schwer, wie sich zu ändern. Häufig ist es deshalb zunächst leichter weiter zu leiden – auch wenn der Leidensdruck mit der Zeit immer größer wird.

Kennen Sie das auch? Solange irgendwie durchhalten, bis nix mehr geht? Und wenn man schon mit dem »Kopf unter dem Arm« daherkommt? Dann sind Sie unter Umständen ebenfalls gefährdet zu erkranken. Mit dem folgenden Test können Sie Ihr Risiko, an einem Burn-out zu erkranken, prüfen.

3.3.1 Burnout-Früherkennung durch Selbst-Test

Lesen Sie die Aussagen links durch und lassen diese auf sich wirken. Entscheiden Sie sich dann für »tritt zu« oder »trifft nicht zu« (◘ Tab. 3.1).

Dieser Test wird nicht durch »Auszählen« ausgewertet, sondern soll vielmehr eine Art Frühwarnung darstellen. Denn jede Aussage steht für ein Frühwarnzeichen, bzw. kann schon ein Symptom für ein Burn-out sein. Spätestens dann sollten Sie mit einer Burn-out-Prophylaxe beginnen und/oder einen erfahrenen Therapeuten aufsuchen.

Haben Sie bereits mehr als 5 Aussagen mit »Trifft zu« gewertet, sollten Sie sich unbedingt mit Ihrem Haus- und/oder Facharzt beraten.

3.3.2 Burn-out-Prävention

Um möglichst frühzeitig auf ungesunden Stress zu reagieren, müssen wir wissen, was uns stresst, wie sich das auswirkt und wie ich es rechtzeitig erkennen kann.

> **Praxistipp**
>
> Fragen Sie sich im Alltag immer wieder selbst:
> - Wie gestresst bin ich?
> - Habe ich genügend Zeit und Raum zur Erholung?
> - Was stresst mich aktuell oder die letzte Zeit am meisten?
> - Was kann ich ändern, um diese Stresssituationen zu reduzieren?

Vielleicht legen Sie sich dafür ein Reflexionsheft an und machen sich ab und an zu diesen Fragen Notizen. Es allein

▣ Tab. 3.1 Selbst-Test zur Burnout-Früherkennung

Nach der Arbeit kann ich häufig nicht oder kaum abschalten.	Trifft zu	Trifft nicht zu
Hobbys nehme ich kaum noch oder gar nicht mehr wahr, weil ich dafür einfach keine Kraft mehr habe.	Trifft zu	Trifft nicht zu
Mein Freundschaftskreis hat sich verkleinert.	Trifft zu	Trifft nicht zu
Zurzeit arbeite ich zu viel.	Trifft zu	Trifft nicht zu
Aktuell bin ich deutlich schneller gereizt als früher.	Trifft zu	Trifft nicht zu
Ich habe das Gefühl, mir wächst alles über den Kopf.	Trifft zu	Trifft nicht zu
Ich leide an Schlafstörungen, wache z. B. auf und denke an die Arbeit.	Trifft zu	Trifft nicht zu
Momentan bin ich schneller erschöpft als früher.	Trifft zu	Trifft nicht zu
Häufig fühle ich mich meinen Aufgaben nicht mehr gewachsen	Trifft zu	Trifft nicht zu
Ich empfinde keinen Sinn mehr in meiner Arbeit.	Trifft zu	Trifft nicht zu
Ich habe einfach keine Freude und Lust mehr an meinen Aufgaben.	Trifft zu	Trifft nicht zu
Ich habe zunehmend das Gefühl, mit meinen Aufgaben nie fertig zu werden, egal wie schnell ich bin.	Trifft zu	Trifft nicht zu
Ich fühle mich pausenlos gehetzt.	Trifft zu	Trifft nicht zu
Selbst Kleinigkeiten bringen meine Stimmung zum kippen.	Trifft zu	Trifft nicht zu

ist schon heilsam, sich Zeit dafür zu nehmen, darüber nachzudenken, innezuhalten und zu reflektieren.

3.3.3 Entspannung und Auszeiten

Wie bereits mehrmals erwähnt und auch in den einzelnen Übungen beschrieben, sollte Entspannung in Ihrem Alltag Platz finden. Denn dies ist von zentraler Bedeutung, damit sich Ihr Körper immer wieder erholen und »neu aufladen« kann.

Auch hier sollten Sie immer wieder innehalten und sich fragen:
- Was brauche ich, um mich gut zu entspannen?

Halten Sie Ihre Antworten ebenfalls in Ihrem kleinen Reflexionsheft fest und planen Sie regelmäßig solche Entspannungsphasen, nur so können Sie sich dauerhaft vor einem Burn-out schützen.

> **Praxistipp**
>
> Machen Sie doch unabhängig von Ihrem individuellen Testergebnis einmal mit Ihrem gesamten Team ein Seminar zum Thema Burnout oder Work-Life-Balance!

Achten Sie auf sich und nehmen Sie Ihre eigenen Gefühle und Grenzen wahr und ernst (◘ Abb. 3.3)! Denn nur, wenn Sie sich gut und fit fühlen, können Sie Ihren Patienten weiter helfen.

❯ **Dauerhaftes »Herunterschlucken« von Gefühlen und Verdrängen macht krank!**

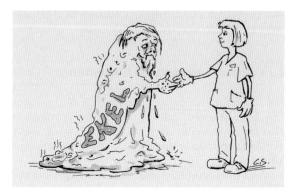

■ Abb. 3.3 Ekel ernst nehmen

3.4   Gewalt als Folge von Verdrängung

Eine weitere Folge von Verdrängung ist Gewalt (■ Abb. 3.4).
Erinnern wir uns noch einmal an das Fallbeispiel der Pflegekraft Rita: Sie schluckt den Ekel im Alltag immer wieder
hinunter und verlagert ihn somit ins Unbewusste. Auf Dauer
macht dies krank, denn es ist zwar verdrängt, aber trotzdem
noch da.

Rita verdrängt ihren Ekel und funktioniert weiter und
weiter, unbewusst sind diese Gefühle jedoch da und suchen
sich einen Ausweg. Wenn sie nicht durch zunehmende psychische und körperliche Probleme implodieren, dann explodieren die Gefühle irgendwann aus ihr heraus, sie suchen
sich einen Weg in die Freiheit, häufig durch Gewalt.

Diese Aggressionen richten sich nicht selten gegen uns
selbst, gegen unsere Nächsten in unserer Familie, aber auch
gegen unsere Zu-Pflegenden in Form von Gewalt in der
Pflege. Ein weiteres Tabuthema, dabei ist es wichtig, auch
darüber zu sprechen, und durchaus möglich, mit der Sensi-

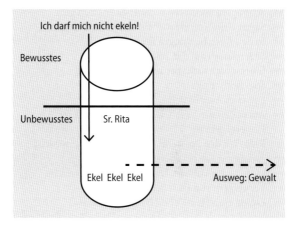

Ich darf mich nicht ekeln!

Bewusstes

Unbewusstes   Sr. Rita

Ekel Ekel Ekel   Ausweg: Gewalt

◻ **Abb. 3.4** Gewalt

bilisierung Pflegender und durch Ekelmanagement zur Stressreduktion beizutragen, um den Problemen künftig präventiv entgegenzuwirken. Bevor wir zum Ekelmanagement kommen, ein Blick auf die Gesetzeslage, damit ein Bewusstsein dafür geschaffen wird, wo bereits Gewalt anfängt.

Das Grundgesetz sagt in Artikel 1: »Die Würde des Menschen ist unantastbar.« und in Artikel 2: »Jeder hat das Recht auf Leben und körperliche Unversehrtheit. Die Freiheit der Person ist unverletzlich.« Trotzdem betreten wir im Rahmen der Pflege auch immer wieder sogenannte Grauzonen. Einige, die unmittelbar mit dem Thema Ekel zu tun haben, möchte ich nennen.

Pflegende können folgende Maßnahmen den Zu-Pflegenden gegenüber ergreifen:

— Schlafsack/Ganzkörperanzug anziehen
— Ungewolltes Anziehen
— Nächtliches Wecken für Toilettengänge

- Schimpfen, wenn etwas daneben/ins Bett geht
- Selbst Urin/Kot/Erbrochenes aufputzen lassen
- In den Ausscheidungen liegen lassen
- Sitzen lassen auf der Toilette
- Intimsphäre nicht berücksichtigen
- Sog. Abführtage
- Digitales Ausräumen
- Auf die Finger hauen, wenn wieder Kot unter den Fingernägeln ist
- Klaps auf den Po, wenn Bett wieder verschmiert ist
- Zwang zur Körperpflege
- Zwang zum Vollbad, Duschen oder Haarwäsche
- Verweigern von Duschen und Baden
- Zwang zum Haare und Nägel schneiden

Fragen zur Reflexion:
- Was ist für Sie Gewalt?
- Was nicht?
- Kennen Sie solche Situationen?
- Welche Situationen oder Handlungen sind für Sie keine Grauzonen mehr, sondern bereits Verstöße gegen die Menschenwürde und Gewalt?
- Was wäre sogar strafrechtlich relevant?
- Wie wären Ihre Lösungsansätze?

Viele der oben aufgezählten Situationen und Handlungen sind längst keine Grauzonen mehr, sondern ganz klare Verstöße gegen die Menschenwürde bzw. teilweise auch strafrechtlich relevant.

- **Definition von Gewalt**

> ❯ **Gewalt fängt dort an, wo persönliche Grenzen bewusst überschritten werden.**

■ Wo beginnt Gewalt?

Gerade weil die Wahrnehmung von Gewalt nicht immer eindeutig ist, ist eine offene Diskussion erforderlich, um Gewalt zu erkennen und zu verhindern. Weshalb es auch wichtig ist, sich auf einen gemeinsamen Gewaltbegriff zu verständigen. Eine allgemein anerkannte Definition formuliert die Weltgesundheitsorganisation (WHO):

》 Gewalt ist der absichtliche Gebrauch von angedrohtem oder tatsächlichem körperlichem Zwang oder physischer Macht gegen die eigene oder eine andere Person, gegen eine Gruppe oder Gemeinschaft, der entweder konkret oder mit hoher Wahrscheinlichkeit zu Verletzungen, Tod, psychischen Schäden, Fehlentwicklung oder Deprivation führt. (WHO)

Diese Definition umfasst also sowohl Gewalthandlungen, wie körperliche Gewalt, aber auch psychische Gewalt, sowie angedrohte Gewalt, direkte und indirekte Gewalthandlungen. Weiter definiert die WHO Gewalt gegenüber älteren Menschen wie folgt:

》 Unter Gewalt gegen ältere Menschen versteht man eine einmalige oder wiederholte Handlung oder das Unterlassen einer angemessenen Reaktion im Rahmen einer Vertrauensbeziehung, wodurch einer älteren Person Schaden oder Leid zugefügt wird. (WHO)

Bei dieser Definition kommt der Aspekt des Unterlassens hinzu, der insbesondere im Kontext von hilfebedürftigen Gruppen, wie älteren, pflegebedürftigen Menschen, eine wichtige Rolle spielt. Wie schätzen Sie nun, nachdem Sie die Definitionen der WHO gelesen haben, die oben aufgezählten Situationen, Reaktionen und Handlungen ein?

Einige dieser Situationen könnten präventiv durch ein Ekelmanagement verringert oder gar verhindert werden, worauf wir in ▶ Kap. 4 näher eingehen werden.

Und weil wir alle nur Menschen sind, ist es

1. völlig normal, auch mal frustriert, genervt, gestresst und gereizt zu sein, und deshalb
2. wichtig zu wissen, wie man sich verhalten kann, wenn Aggressionen aufsteigen.

> **Praxistipp**
>
> Ideen, um aufsteigenden Aggressionen entgegenzu-
> wirken:
> - Kurz aus dem Zimmer gehen und »durchatmen«
> - Erst einmal Pause machen und später weiter pflegen
> - Einen Kollegen um Hilfe bitten
> - Den Kollegen bitten, einen bestimmten Zu-Pflegen-
>   den zu übernehmen
> - Aggression zurückstellen, »Augen zu und durch!«
> - Die eigenen Gefühle ernst nehmen und darüber reden
> - Mit Abstand auch einmal lachen, einen humorvoller
>   Umgang finden
> - Sich Hilfe bei Vorgesetzten suchen
> - Eskalierende Situationen in Fallbesprechung im Team
>   nacharbeiten/reflektieren, nach Lösungen suchen
> - Kollegiale Beratung, Coaching, Supervision in
>   Anspruch nehmen
> - Eine entsprechende Fortbildung zum Thema
>   beantragen

Auch Humor ist eine Art Überlebensstrategie, mit besonders belastenden Erlebnissen umzugehen. Humor stellt in dem Fall auch keinen Wiederspruch zur Empathie dar, solange wir zum Perspektivwechsel und zur Differenzierung fähig sind. So kann es durchaus auch einmal lustig sein, im Stationszimmer gerade nach sehr belastenden Situationen zu lachen, indem jeder von seiner ekeligsten Situation aus der Vergangenheit erzählt, das entspannt und hilft ungemein.

Die Beispiele verdeutlichen, wie wichtig ein adäquates Ekelmanagement in Gesundheitsberufen ist. Das folgende Kapitel behandelt das Ekelmanagement und den gesunden Umgang mit Ekelgefühlen im beruflichen Alltag.

Literatur

http://www.duden.de/rechtschreibung/verdraengen Zugriff 26.2.2017

Schaefert R et al. (2012) Dtsch Ärztebl Int 109(47):803-13. DOI: 10.3238/arztebl.2012.0803

WHO-Definition Gewalt

Ekelmanagement

M. Jettenberger, *Ekel – Professioneller Umgang mit Ekelgefühlen in Gesundheitsfachberufen (Top im Gesundheitsjob)*,
DOI 10.1007/978-3-662-54155-5_4
© Springer-Verlag GmbH Deutschland 2017

Es bedarf in jeder Einrichtung eines adäquaten Umgangs mit Ekelgefühlen von der Leitung ganz oben bis hin zu jedem Mitarbeiter. Immer mehr Einrichtungsleiter werden sich dieser Aufgabe im Rahmen des Ekelmanagements und der Mitarbeiter-Fürsorge bewusst.

> ❯ **Ekel ist ein Thema in Pflege- und Gesundheitsberufen und es ist so wichtig, das zu wissen, es zu akzeptieren und anzunehmen.**

Die Abbildung (❏ Abb. 4.1) soll verdeutlichen: Wer sich für den linken Weg entscheidet, kommt nicht weit. Durch Leugnung und Tabuisierung kommt es zu Stress, Frustration und Aggression, gegen sich und möglicherweise auch andere. Wer sich jedoch für den rechten Weg entscheidet, sozusagen den »Ausweg« nimmt, ist auf dem besten Weg zu einem guten Ekelmanagement und entlastet damit alle Betroffenen. Denn nur so wird Austausch möglich, wodurch gemeinsam Lösungen gesucht und entwickelt werden können.

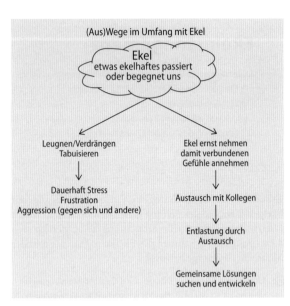

◘ Abb. 4.1 Ausweg Ekel

Praxistipp

1. Nehmen Sie Ihre Gefühle ernst! Wenn Sie Ekel, Aggression, Wut oder andere Gefühle in sich aufsteigen fühlen, nehmen Sie diese ernst und an. Nur so können Sie dauerhaft gut pflegen, begleiten und behandeln.
2. Gestehen Sie sich Ekel ein! Jeder darf sich ekeln, das ist völlig normal und in keinem Fall unprofessionell. Im Gegenteil, es ist professionell, um dieses Pflegephänomen zu wissen und damit umgehen zu können.

Halten Sie kurz inne: Nur wenn 1 und 2 erfüllt wird, können die Punkte 3–6 möglich werden. Das bestätigt noch einmal die Abbildungen »Ausweg Ekel« (◻ Abb. 4.1).

Praxistipp

3. Suchen Sie selbst nach Lösungen! Vielleicht überlegen Sie sich, welche Möglichkeiten Sie haben, mit Ekel umzugehen, und was Ihnen persönlich bei ekelerregenden Situationen helfen kann.
4. Teilen Sie sich mit! Sprechen Sie mit Ihren Kollegen darüber, dies schafft Entlastung, außerdem fühlt sich dann keiner alleine, den anderen geht es ja ähnlich.
5. Entdecken Sie gute Strategien Ihrer Kollegen im Umgang mit Ekel! Sicherlich hat der eine oder andere einen guten Tipp übrig, wie er schon lange mit Ekelsituationen und damit verbundenen Gefühlen umgeht.
6. Suchen und entwickeln Sie gemeinsam weitere Ideen und Lösungen rund um das Thema Ekel! Gemeinsam lassen sich häufig gute Lösungsstrategien erarbeiten und entwickeln.

4.1   Gesunder Umgang mit Ekelgefühlen

Ekel gehört zum Gesundheitsberuf – also: Wie können Sie nun vermeiden, dass Ekel für Sie zur andauernden Belastung wird? Wie können Sie eigenen Ekelgefühlen möglichst gut und gesund begegnen? Solche Strategien werden unter dem Begriff Ekelmanagement zusammengefasst.

Das Ekelmanagement muss jedoch von allen Beteiligten in einem System, sei es ein Krankenhaus, eine Arztpraxis, ein Pflegeheim oder ein ambulanter Dienst, ernst genommen und mitgetragen werden, sonst macht es wenig Sinn.

Jeder muss sich persönlich mit dem Thema Ekel auseinandersetzen sowie im Team dazu austauschen können und dürfen. Ekel darf weder gegenüber sich selbst, dem Team oder Vorgesetzten ein Tabuthema sein, sonst wären wir wieder bei der Verdrängung und Verleugnung, was in jedem Falle krank macht – den Einzelnen und das System. Verleugnen Pflegekräfte, ja ganze Teams und Institutionen diese urmenschlichen Gefühle, nehmen sie sich die Möglichkeit, diese Situationen künftig professioneller zu bewältigen. Schauen wir also, was wir alle, als Einzelner, als Team und als Institution, dazu beitragen können, um mit Ekelgefühlen besser umzugehen.

4.1.1 Persönliches Ekelmanagement

- **Was gehört zu (m)einem persönlichen Ekel-management?**

Zu einem persönlichen Ekelmanagement gehört es, sich auf die Suche nach individuellen Bewältigungsstrategien zu begeben. Vorausgesetzt, man erkennt Ekel als eine normale Reaktion, auch als Profi für sich an. Dann kann man versuchen, für sich selbst herauszufinden, was einem in welcher Situation hilft.

Praxistipp

Allgemeine Tipps können dem Einzelnen helfen:
- Schutzhandschuhe tragen
- Manchmal Mundschutz
- Spezielle Schutzkleidung, z. B. Schurz

Solche Schutzvorkehrungen sollten selbstverständlich nur situationsabhängig eingesetzt werden, denn ein dauerhaftes Tragen von Handschuhen oder einem Schurz bei allen

Pflegetätigkeiten kann einer guten Pflegebeziehung schaden.

- Zwischendurch immer frische Luft tanken
- Auf Pausen und Auszeiten achten
- Evtl. einen Lieblingsduft in der Pause nutzen, z. B. ätherische Öle oder ein gutes Parfüm
- Mit einem/r Kollegen/in über eine ekelerregende Situation sprechen

Alle genannten Punkte sind jedoch nur möglich, wenn man eine ganz grundlegende Haltung zum Thema Ekel hat. Zu dieser Grundhaltung gehören nachfolgende Annahmen:
- Gegenüber Ausscheidungen kann ein gewisser Gewöhnungsgrad eintreten, jedoch abschalten oder abgewöhnen lässt sich der Ekel nicht völlig.
- Man kann sich vor ekelauslösenden Situationen jedoch schützen, beispielsweise um nicht direkt in Berührung zu kommen, können Handschuhe getragen werden.
- Nur wenn man sich seinen Ekel eingesteht und ihn sich bewusst macht, kann man sich damit auseinandersetzen, um Lösungen und Strategien zu finden.

Deshalb muss jeder im Gesundheitsberuf
- wissen, dass Ekel ok und normal ist,
- wissen, dass Ekel uns unter Umständen auch schützt,
- wissen, dass man sich Ekel nicht abgewöhnen kann,
- wissen, dass man sich Ekelreaktionen erlauben muss, nur so kann man sich Strategien aneignen,
- wissen, dass Verdrängen oder Leugnen keine Lösung ist und krank macht,
- die Gewissheit haben, sich im Team austauschen zu können,

- die Erlaubnis von oben erhalten, sich Auszeiten nach besonders ekeligen Situationen nehmen zu dürfen und
- die Gewissheit und Partnerschaftlichkeit im Team erfahren, um auch mal einen Kollegen darum bitten zu dürfen, eine bestimmte ekelauslösende Situation zu übernehmen

Wie geht es Ihnen mit den Punkten, wenn Sie diese als Checkliste für sich betrachten. Stimmen Sie diesen Aussagen zu? Ist Ihnen das an Ihrem aktuellen Arbeitsplatz so möglich?

> **Praxistipp**
>
> - Tragen Sie immer Schutzhandschuhe bei sich, denken Sie nur mal an das Fallbeispiel von Gertrude (▶ Abschn. 1.2). Wie gerne hätte in dieser Situation jeder wenigstens Handschuhe bei sich.
> - Erfrischende, fruchtige Bobons lutschen
> - Japanisches Heilpflanzenöl oder ein anderes gutes ätherisches Öl unter der Nase auftragen
> - Nach der Händedesinfektion eine wohlriechende Handcreme verwenden

4.1.2 Ekelmanagement im Team

Neben der persönlichen Grundhaltung des Einzelnen, ist in einem Team auch eine gute Kultur im Umgang mit Ekel vonnöten. Für mich sind deshalb in einem Team nachfolgende Grundregeln und Haltungen wichtig.

In einem Team…
- darf Ekel nicht tabuisiert werden,
- muss Ekel offen an- und ausgesprochen werden dürfen,

- braucht es einen Teamleiter, der zum offenen Austausch ermutigt (◘ Tab. 4.1),
- braucht es ein Klima des Verständnisses, einander ernst zu nehmen,
- braucht es die Möglichkeit, die Arbeit je nach Ekel aufzuteilen, denn nicht jeder ekelt sich vor dem Gleichen (▶ Abb. 1.2),
- gibt es einen großen Erfahrungsschatz an Lösungsstrategien,
- müssen ausreichend Hygiene- und Schutzmaterialien vorhanden sein und
- muss die Versorgung der Patienten gut geplant sein, gerade präventiv hinsichtlich der Vermeidung von Ekelsituationen.

Der folgende Team-Fragebogen soll eine Chance sein, sich im Team gemeinsam zum Thema Ekel auszutauschen.

Nutzen Sie diesen Bogen im Team und stellen fest, dass Sie nicht alleine sind mit Ihren Ekelgefühlen.

> **Nur durch eine offene Kommunikation im Team kann der Einzelne und das Team Entlastung finden.**

Immer wieder erlebe ich in Beratungen, wie viel Entlastung nur durch den Austausch im Team möglich ist. In einem zweiten Schritt bitte ich die Teamkollegen, noch einmal näher auf ihre persönliche Ekelhierarchie zu schauen und sie schriftlich festzuhalten. Mit dem Ziel, dass sich möglicherweise eine Kollegin oder ein Kollege im Stationsteam befindet, der in einer bestimmten Situation weniger Ekel empfindet als man selbst und man sich so unterstützen kann (◘ Abb. 4.2, ◘ Abb. 4.3).

■ **Fallbesprechung und/oder kollegiale Beratung**

Auch Fallbesprechungen und/oder kollegiale Beratungen können bei individuell ekelbehafteten Pflegesituationen hel-

◼ Tab. 4.1 Team-Fragebogen	
Welche persönlichen Reaktionen auf Ekel kennen Sie aus Ihrem beruflichen Alltag?	
Wie sieht Ihre persönliche Ekel-hierarchie aus?	
Wovor ekeln Sie sich am meisten?	
Welche Ekelsituation lässt Sie unmittelbar flüchten?	
Welche Situationen würden Sie ohne Weiteres für Ihre Kollegen übernehmen?	
Welche Situationen würden Sie gerne an einen Ihrer Kollegen abtreten?	
Ist es möglich, in Ihrem Team offen über Ekel zu sprechen?	
Dürfen/Können Sie sich nach einer besonders ekelauslösen-den Situation eine Auszeit nehmen?	
Können Sie sich mit Ihren Ekel-situationen Ihren Kollegen und der Stationsleitung anvertrauen?	

fen, um gemeinsam zu prüfen, ob es bestimmte Maßnahmen gibt, wie man in der jeweiligen Ekelsituation handeln oder vorher bereits präventive Maßnahmen ergreifen kann.

Nachfolgend ein kleiner Leitfaden zum Ablauf einer solchen kollegialen Beratung:

1. Problemstellung – ekelauslösende Situation
   - Womit hast du ein Problem?
   - In welcher Situation wird Ekel wahrgenommen?

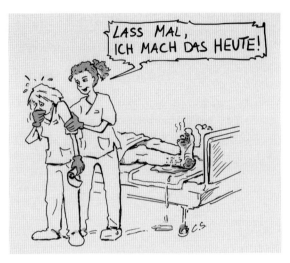

Abb. 4.2 Ekelmanagement

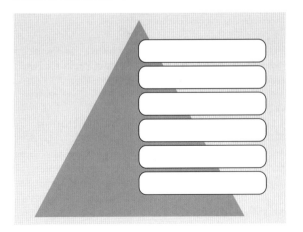

Abb. 4.3 Ekelhierarchie

2. Damit verbundene Empfindungen/Reaktionen
   - Wie zeigt sich der Ekel?
   - Mit welchen Empfindungen, Gefühlen und körperlichen Reaktionen geht er einher?
   - Welche Not hat der Fallerzähler?
   - Welche Gefahr birgt die Problematik?
3. Lösungsansätze und Strategien?
   - Gibt es bereits Lösungsideen? Ansätze?
   - Wobei wird Hilfestellung benötigt?
   - Was muss dringend verändert werden?
4. Hilfsangebote
   - Was könnte helfen?
   - Wie könnte geholfen werden?
   - Was können wir umsetzen?
5. Feedback-Runde
   - Sind Lösungsideen und Ansätze dabei?
   - Hat das Gespräch geholfen?
6. Neuer Termin zur Überprüfung
   - Wann setzen wir uns erneut zusammen und prüfen, ob das Problem behoben ist?

Der Leitfaden kann dem Moderator helfen, das Thema im Rahmen der kollegialen Fallbesprechung Punkt für Punkt abzufragen, abzuarbeiten und zu protokollieren.

4.1.3 Ekelmanagement in Institutionen

Auch die Institution mit ihren Führungskräften muss ihren Beitrag zu einem gelingenden Ekelmanagement leisten. Sie trägt eine große Verantwortung, angefangen bei der Erlaubnis zu Ruhepausen, bis hin zur Finanzierung von Fortbildungen sowie der Kostenübernahme für Supervision und/oder Coaching.

Genügend Schutzkleidung und Material zur Verfügung stellen Immer wieder höre ich, dass in Einrichtungen bei Handschuhen sowie Schutzkleidung gespart wird. Meines Erachtens wird hier am falschen Fleck gespart und nur es werden neue, zu vermeidende Probleme herangezüchtet. Schutzkleidung verringert nachweislich Ekel und vermindert den Stress aller Beteiligten. Teamleitungen und Führungskräfte sind dafür verantwortlich, dass Schutzkleidung und Material in ausreichendem Maße vorhanden sind.

Technische Lösungen ermöglichen Raumklima und -geruch können durch verschiedene technische Lösungen verbessert werden. Inzwischen gibt es zahlreiche Möglichkeiten mittels Duftsysteme und Beduftungsgeräten, was gerade bei alten Gebäuden, in denen sich die Luftzirkulation schwierig gestaltet, wichtig sein kann. Solche Einrichtungen zur Raumbeduftung sind für alle Beteiligten, auch Bewohner und Besucher, wunderbar.

Sanitär- und Duschraum für Pflegemitarbeiter/-innen zur Verfügung stellen Um den Pflegealltag nach Ende der Schicht abwaschen zu können, wäre ein angenehmer Sanitär- und Duschraum für Pflegemitarbeiter/-innen zu empfehlen. Gerade an pflegeintensiven Tagen, an denen einem der Geruch von bestimmten Körperausscheidungen anhaften bleibt, kann das Abwaschen von allem Ekeligen sehr wertvoll und gesund sein. Die zur Verfügungstellung solcher Sanitäranlagen ist eine wichtige Aufgabe der Leitung, eventuell auch unterstützt durch die Mitarbeitervertretung und den Betriebsrat.

Transparenz und Offenheit durch kollegiale Beratung ermöglichen Im Rahmen einer kollegialen Beratung, in der der Mitarbeiter mit seinen Problemen und Sorgen im Zentrum steht, kann er Entlastung erfahren. Es ist nicht selten, dass einzelne Kollegen und Kolleginnen ein großes Repertoire an Lösungsstrategien im Umgang mit Ekel haben. Die Leitung muss Zeiten zur kollegialen Beratung zum Thema anbieten und so für mehr Transparenz im Umgang auch mit tabuisierten schwierigen Themen sorgen.

Möglichkeiten zur Fortbildung schaffen Es scheint mir ganz wichtig, das Thema Ekel, welches nach wie vor in vielen Institutionen ein Tabu darstellt, durch Fortbildungen wach zu halten. Den Mitarbeitern sollten Fortbildungen zum Thema Entspannung, Umgang mit Ekelsituationen usw. angeboten werden.

Auch bauliche Veränderungen können helfen Häufig können auch schon kleine bauliche Veränderungen bei bestimmten Themen helfen und so präventiv Abhilfe schaffen.

Beispiel

Ein 81-jähriger an Demenz erkrankter Bewohner urinierte in einer Geriatrie fast täglich im Flur in eine dunkle Ecke, in der eine kleine Palme stand. Sie können sich sicherlich vorstellen, wie der ganze Flur stank. Zunächst wurde die Pflanze entfernt, die ohnehin drohte einzugehen, doch auch dann urinierte der Betreute weiter in diese Ecke. Erst als wir auf die Idee kamen, die Ecke mehr zu beleuchten, war dies wohl nicht mehr der geeignete Ort, um sich zu erleichtern.

Nicht selten werden dunkle Ecken von männlichen Bewohnern dazu genutzt, sich zu erleichtern. Deshalb meine Empfehlung, schwer einsehbare Ecken durch verbesserte Beleuchtung zu verändern und dadurch die Gefahr zu minimieren, dass diese als Toilette benutzt werden.

Alle diese Maßnahmen zeigen, wie wichtig es ist, sich dem Tabuthema Ekel anzunehmen. Leider ist diese Haltung in den Institutionen des Gesundheitswesens bis heute noch zu wenig verbreitet, dabei müssten wir dringen ein »Ekel-management« etablieren. Was können Aufgaben des Ekel-managements sein?

4.2 Sechs Aufgaben des Ekel-managements

4.2.1 Enttabuisierung

Die Rahmenbedingungen einer Pflegeeinrichtung oder eines Krankenhauses bestimmen in der Regel die Führungs- und Leitungsebene. Deshalb liegt es auch in deren Verantwortung, sich dem wichtigen Thema und gleichzeitig Tabu Ekel in Gesundheitsberufen anzunehmen und für mehr Transparenz und Offenheit zu werben. Wie bereits mehrmals erwähnt, nur durch einen offenen Umgang ist es möglich, auch nach gemeinsamen Lösungen zu suchen und miteinander dieses veraltete Tabu zu brechen – im Sinne aller an der Pflege beteiligten Personen.

> ❯ Stehen Sie zu Ihrem Ekel und den damit verbundenen Gefühlen – nur so kann gemeinsam das Tabu gebrochen werden!

4.2.2 Prävention von Ekelsituationen

Ekelsituationen lassen sich durch eine gute Planung der Pflege vermeiden oder zumindest reduzieren, weil so prekären Pflegesituationen vorgebeugt wird. Davon profitieren alle Kolleginnen und Kollegen, als auch der Patient selbst. So kann beispielsweise eine gute Organisation auf Station mit ausreichenden Hilfsmitteln, wie Handschuhen, Schürzen und Desinfektionsmittel, den Umgang mit ekelerregenden

Pflegesituationen erleichtern. Oder: Eine gute Dekubitusprophylaxe verhindert für den Patienten ein Druckgeschwür und für den Pflegenden ein ekeliges und aufwendiges Wundmanagement.

❯ **Planen Sie die Pflege und strukturieren Sie für sich den Pflegeprozess gut!**

4.2.3   Schutzvorkehrungen

Wie Sie aus eigener Erfahrung wissen, können ekelerregende Situationen in der Pflege nie vollständig vermieden werden. Daher empfiehlt Dr. Pernlochner-Kügler einen größtmöglichen Schutz im Umgang mit Ekelerregendem. Ein fast banal klingendes Beispiel: »Handschuhe und überhaupt Schutzkleidung schützen nicht nur vor Infektion, sie schützen auch vor Ekelgefühlen bzw. sie reduzieren Ekelgefühle.«

Ekelerregende Situationen stehen in der Pflege an der Tagesordnung, doch durch ausreichend vorhandenes Schutzmaterial, wie beispielsweise Handschuhe und Schutzkleidung, kann sich der Pflegende vor ekelhaften und infektiösen Material schützen.

❯ **Tragen Sie immer Handschuhe und Desinfektionsmittel bei sich und halten Sie in der Nähe weitere Schutzmaterialien bereit!**

Deshalb ist es ungemein wichtig, dass in den Einrichtungen genügend Material vorhanden ist, um sich zu schützen. Hier wäre nämlich am falschen Fleck gespart, sei es wegen der Gefahr vor Übertragung von Krankheiten und Keimverschleppung oder wegen des Raubbaus am Mitarbeiter, der so ungeschützt ekelauslösendem Material ausgesetzt ist.

4.2.4 Ruhepausen

Ausreichend Ruhepausen und Entspannung sind sehr wichtig, denn alle in Gesundheitsberufen Tätigen stehen ständig unter Anspannung, sie tragen eine hohe Verantwortung, leiden unter Zeitdruck und wissen obendrein nie, was als Nächstes passiert. Und schon ist die nächste herausfordernde ekelerregende Situation zu meistern, ohne nur einmal kurz Luft geholt zu haben oder einen Schluck Kaffee getrunken zu haben. Diese Anspannung ist eine permanente psychische und physische Belastung. Die Herausforderung liegt also darin, eine Balance zwischen An- und Entspannung zu schaffen. Gelingen kann das durch genügend Verschnaufpausen und regelmäßige gezielte Entspannung.

Die Übungen ▶ Abschn. 4.3 sollen Ihnen dabei helfen, auch mal zwischendurch die Balance zwischen An- und Entspannung auszugleichen. Picken Sie sich einfach eine Übung heraus, die Sie anspricht und die Sie im Alltag auch mal schnell zwischen durch anwenden können.

4.2.5 Austausch im Team

Ein gutes Team zeichnet sich meines Erachtens dadurch aus, wie offen deren Kommunikation untereinander ist.

Beispiel

Die Pflegekraft Maria beschreibt seit einigen Übergaben, dass sie in ihrem Bereich bei der morgendlichen Pflege von Frau Huber ein Problem habe. Diese sei über und über mit Kot beschmiert, das Inkontinenzmaterial sei total zerfetzt im Pflegebett und Zimmer verteilt... man kann sich vorstellen, wie unangenehm dies ist. Weil Maria dieses Thema immer und immer wieder in den Übergaben anspricht, verdrehen die Kollegen schon genervt die Augen und schütteln den Kopf.

Maria kommt sich blöd vor, fühlt sich nicht ernst genommen und ist mit Ihren Nerven am Ende. Auch bei der Stationsleitung findet sie kein Gehör, bekommt stattdessen die Antwort: »Da müsse Sie durch, wer sich da ekelt, hat den falschen Beruf gewählt.« Die langjährige Kollegin sagt sogar noch: »Darüber haben wir nun X-tausende Übergaben gesprochen, wir können nun mal nichts tun und reden hilft da auch nicht weiter!« Als Maria auf einer einwöchigen Fortbildung ist, sind die Kollegen mit der Versorgung von Frau Huber dran. Schon nach zwei Tagen sucht die zuständige Kollegin das Gespräch mit der Stationsleitung, dass dies eine Zumutung sei. Schließlich übernahm die Stationsleitung am dritten Tag die morgendliche Grundpflege und erkannte, wie schwierig und ekelig die Situation bei Frau Huber war. Endlich wurde im Team im Rahmen einer Fallbesprechung nach Lösungen gesucht und gefunden.

4.2.6 Sensibilisierung durch Fortbildung

Nach dem Motto »Wissen hilft!« ist es wichtig, regelmäßig Fortbildungen, gerade bei solch sensiblen und tabuisierten Themen anzubieten. Neben der Wissensvermittlung, sollte vor allem Reflexion und Austausch möglich sein, so etwas kann man mit Referenten immer gut abstimmen.

Sowohl im Fallbeispiel Gertrude (▶ Abschn. 1.2) und im Fallbeispiel Schwester Maria (▶ Abschn. 4.2.5) wäre das Fachwissen zum Thema Kot schmieren und Kot (◻ Tab. 4.2) essen wichtig gewesen, um besser in der Situation zu reagieren. Scheuen Sie sich nicht, auch diese Themen im Rahmen einer Fortbildung zum Thema Ekel im Team zu besprechen.

Tab. 4.2 Gründe für Kot schmieren oder Kot essen		
Körperliche Ursache	**Demenzbedingte Ursache**	**Umweltbedingte Ursache**
Kotschmieren kann durch paradoxe Diarrhöen eine Form der Obstipation verursacht sein.	Der Kot wird als solcher nicht mehr erkannt.	In reizarmen Umgebungen kann es zu Regression und Deprivation kommen.

4.3 Entspannung als hilfreiche Maßnahme in Ekelsituationen

Ekel ist ein Gefühl, das Anspannung und Stress auslöst, deshalb ist Entspannung ganz wichtig für alle Mitarbeiter in Gesundheitsjobs. Im Folgenden werden verschiedene Entspannungsübungen aufgezeigt, die im Alltag schnell und unkompliziert helfen können. Folgende Übungen zur Entspannung können eine erste Anregung für Sie sein.

- **Übung: »Abschütteln«**

Diese Entspannungsübung geht schnell und ist sehr effektiv.

1. Nehmen Sie alle negativen Gefühle, allen Stress und all das, was Sie belastet, und schütteln Sie es kräftig aus Ihrem Körper.
2. Schütteln Sie jeden Teil Ihres Körpers kräftig durch, bis die Belastungen verschwinden und Sie wieder frisch und entspannt dem Alltag trotzen können.

Diese Übung finde ich so wunderbar, weil man nach der ekelauslösenden Situation einfach alles »abschütteln« kann – um auch dem allbekannten Anhaften von Ekel und Geruch entgegenzuwirken. Probieren Sie es aus! Es funktioniert wirklich!

■   **Übung: »Gezielt lächeln«**

In Stresssituationen, gerade beim Anblick und Geruch von Kot, ist einem wahrlich nicht zu Lachen zumute. Versuchen Sie es trotzdem, nur für sich selber. Einfach gezielt lachen. Denn beim Lächeln drückt der Gesichtsmuskel zwischen Wange und Auge genau auf den Nerv, der unserem Gehirn eine fröhliche Stimmung signalisiert und Endorphine freisetzt.

Je mehr Sie sich also um ein Lächeln bemühen und dadurch die Mundwinkel hochziehen, desto intensiver ist die stimmungsaufhellende Wirkung. Versuchen Sie es – Sie werden sehen, wie schnell sich Ihre Stimmung aufhellt! Eine tolle Übung, die man mehrmals am Tag ohne großen Aufwand anwenden kann.

■   **Übung: »Atmen EIN-AN-AUS«**

Auch diese Übung lässt sich schnell mal zwischendurch anwenden.
1.   ca. 15 Sekunden langsam EIN-atmen, also ein Atemzug,
2.   15 Sekunden die Luft ANhalten,
3.   dann langsam etwa 15 Sekunden lang AUSatmen.

Das wiederholen Sie 5-mal hintereinander: EIN-AN-AUS. Dieser Wechsel von An- und Entspannung ist ungeheuer entspannend und auflockernd.

Und eine letzte Übung zur Entspannung. Viele Pflegende haben Rückenschmerzen. Grund hierfür sind nicht nur die alltäglichen Pflegemaßnahmen, sondern vor allem auch die An- und Verspannungen. Hier kann die Übung »gezieltes Strecken« helfen.

■   **Übung: »Gezieltes Strecken«**

Wenn sich unsere Muskulatur verspannt und nicht mehr lockern lässt, müssen wir uns gezielt strecken und recken.

Dazu stellen Sie sich aufrecht hin und strecken alle Gliedmaßen ausgiebig von sich, dabei recken und strecken Sie sich so lange, bis Sie sich gefühlt ganz weit gemacht haben und jeder Muskel gedehnt ist. Sie werden sehen, wie gut es Ihnen danach geht, auch hier liegt die An- und Entspannung zugrunde.

Praxistipp

Gönnen Sie sich und Ihren Kollegen immer wieder genügend Auszeiten und Ruhepausen!

Fazit und abschließende Gedanken

M. Jettenberger, *Ekel – Professioneller Umgang mit Ekelgefühlen in Gesundheitsfachberufen (Top im Gesundheitsjob)*,
DOI 10.1007/978-3-662-54155-5_5
© Springer-Verlag GmbH Deutschland 2017

Im Rahmen meiner Referenten- und Beratungstätigkeit begegne ich immer wieder Tabuthemen, wie Ekel in Gesundheitsberufen. Es macht mich betroffen, wenn mir Teilnehmer in Kursen berichten, mit wie viel Unsicherheit und Unverständnis in deren Teams mit Ekel umgegangen wird. Bis heute höre ich solche Aussagen wie »Stell dich nicht so an, wir haben keine Zeit, uns zu ekeln!«, oder: »Reiß dich zusammen!«, oder »Das ist eben so, Zähne zusammen beißen, in unserem Beruf muss man das wegstecken!« Alles Aussagen von Kollegen und Vorgesetzten. Andererseits berichtete mir eine Teilnehmerin kürzlich, wie häufig ihr aus ihrem Freundeskreis Bewunderung und Respekt entgegen gebracht wird mit den Worten: »Ich bewundere dich, was du da machst, ich könnte das nicht mit Stuhlgang und so…!«

Als ich das Resümee zum Buch Ekelgefühle in Gesundheitsberufen schreiben wollte, passierte mir ein passendes, wie auch sehr berührendes Erlebnis zugleich.

Während ich in einem Cafe saß, bevor ich in einem Seminar unterrichten sollte, setzte sich eine Frau neben mich. Zunächst war ich so vertieft in mein Smartphone, dass ich sie gar nicht wahrnahm. Plötzlich sagte eine leise, vor Kälte schlotternde

Stimme: »Darf ich hier ein wenig sitzen?« Ich schaute nur kurz auf und sagte: »Selbstverständlich!« und beantwortete unter Hochdruck weiter meine Mails. Als ich mich zurück lehnte, um endlich einen Schluck Kaffee zu trinken, sagte sie: »Entschuldigen Sie, dass ich so stinke.« Ich war irritiert, blickte nach links und fragte: »Wie bitte?« Sie wiederholte sichtlich beschämt: »Ich möchte mich dafür entschuldigen, dass ich so stinke.« Ich roch nichts. Weiter sagte sie: »Sie sind die einzige, die nicht geflüchtet ist.« Ich schaute mich um: Stimmt, alle Menschen um uns herum hatten sich weiter weg gesetzt. In dem Moment nahm ich auch den stechend-beißenden Uringeruch wahr. Sie fragte: »Ja, riechen Sie das denn nicht?« »Doch« erwiderte ich »jetzt rieche ich es.« »Wissen Sie, ich bin obdachlos« erzählte sie weiter. »Warum?« fragte ich, »Wie sind Sie obdachlos geworden?« Der Geruch war mir inzwischen fast unerträglich, dennoch wollte ich nicht auch noch davon laufen. Ich wollte ihr das Einzige bewahren, was ihr von ihrer Existenz noch geblieben war: ihre Würde. »Ich habe vor einigen Jahren meinen Mann und meine Kinder bei einem Autounfall verloren, danach ging es bergab.« Während sie so erzählte, bemerkte ich, wie die anderen Menschen uns beobachteten, manch einer schüttelte angewidert den Kopf, eine Frau am Nebentisch hielt sich die Nase zu. Es war deutlich zu erkennen, wie sie sich ekelten und ihnen die obdachlose Frau ihren Cafe und Kuchen verdarb. Auch ich spürte bereits ein Kribbeln an meiner Oberlippe und dachte schon an den Herpes, mit dem ich spätestens Morgen früh aufwachen würde. Trotzdem berührte mich die Begegnung mit dieser Frau sehr, sie war so erstaunt und dankbar für diese, meine Freundlichkeit, mein Dableiben und nicht angeekeltes Weglaufen. Sie bettelte mich nicht an, um Geld oder ein Getränk, sie war offensichtlich nur froh, dass ich da blieb und zuhörte. Sie erzählte offen darüber, wie schwierig es sei, sich irgendwo zu waschen, und dass der Gestank nicht nur vom Ungewaschensein käme, sondern auch davon, dass man in feuchten Kleidern im Kalten schläft … Sie berichtete weiter, seit Kurzem könne sie auch den Urin nicht mehr halten und deshalb rieche sie nun auch noch nach Urin, dafür schäme sie sich sehr.

Ich werde niemals diesen bewegenden Moment vergessen, der nicht hätte passender zum Abschluss dieses Buches sein können, weil sich auch hier noch einmal das Dilemma des Sich-Ekelns, gleichzeitig aber das Gefühl Ich-kann-doch-nicht-auch-noch-weggehen sowie die Reaktionen anderer zeigen, die den Kopf schütteln, sich die Nase zu halten, und die überaus dankbare Frau, die ihren Geruch deutlich wahrnimmt, sich schämt und sich bedankt, dass sie trotzdem neben mir sitzen, in Gesellschaft sein darf.

Mein Resümee aus dieser Situation, als auch der Arbeit an diesem Buch ist deshalb, wie sehr wir uns im Gesundheitsberuf in einem Spannungsfeld befinden, welches es gilt dringend durch mehr Offenheit und Austausch, sowie Verständnis füreinander zu entspannen und für ein Gleichgewicht beider Seiten/Parteien zu sorgen.

Deshalb darf ich Sie zum Abschluss noch einmal einladen, den Fragebogen vom Anfang erneut auszufüllen (◘ Tab. 5.1).

Hat sich was verändert? Was hat sich verändert? Und warum?

Ich wünsche Ihnen und Ihren Teams einen guten Umgang mit Ekelgefühlen und ein gelingendes Ekelmanagement, vielleicht kann dieses Büchlein ein wenig dazu beitragen.

Ihre Marion Jettenberger

◘ Tab. 5.1 Aussagen zum Thema Ekel		
Aussagen	stimmt	stimmt nicht
Eine Fachkraft in Pflege- und Gesundheitsberufen darf in der Arbeit keine Ekelgefühle zeigen.		
Wer sich in einem Gesundheitsberuf ekelt, hat den falschen Beruf gewählt.		
Ein Arzt darf sich vor nichts ekeln.		
Über Ekel spricht man nicht, man ist ja schließlich Profi.		
Ekel kann man sich abgewöhnen.		
Ekel ist eine natürliche (Schutz-)Reaktion.		
Gegen Ekel kann und soll man nichts tun.		
Wer sich in der Arbeit ekelt, sollte den Beruf besser wechseln.		
Der Umgang mit Ekel wird immer noch tabuisiert.		
Jeder ekelt sich mal, doch keiner spricht darüber.		
Gegen Ekel kann man nichts tun.		
Ekel ist eine Chance, unwürdige Versorgungs- und Pflegebedingungen zu erkennen.		
Ekel kann Herpes auslösen.		
Ekel kann krank machen, wenn das Gefühl dauerhaft verdrängt oder verleugnet wird.		
Sicherlich ekelt man sich mal, da muss man die Augen zu machen und durch.		

Serviceteil

Stichwortverzeichnis – 84

M. Jettenberger, *Ekel – Professioneller Umgang
mit Ekelgefühlen in Gesundheitsfachberufen
(Top im Gesundheitsjob)*,
DOI 10.1007/978-3-662-54155-5
© Springer-Verlag GmbH Deutschland 2017

Stichwortverzeichnis